U0198630

医生妈妈干惠子

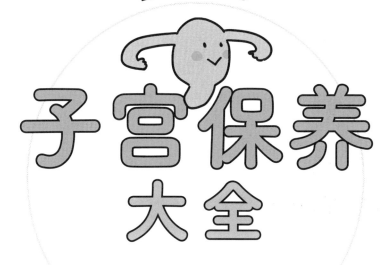

子宫保养大全

（日）千惠子　著

梁国威　译

妇科医生教你

如何保养自己

北方联合出版传媒（集团）股份有限公司

辽宁科学技术出版社

子宫是女人的最佳伙伴

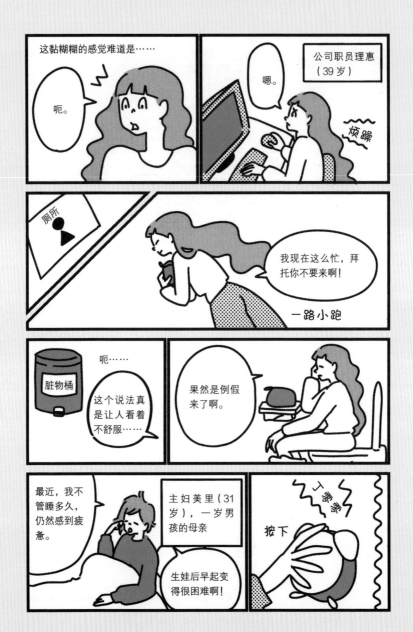

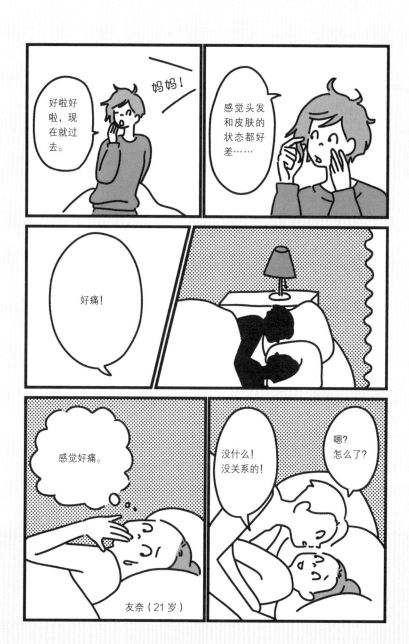

友奈（21岁）

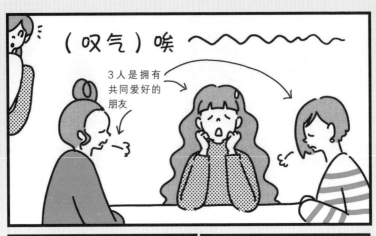

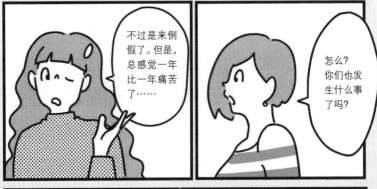

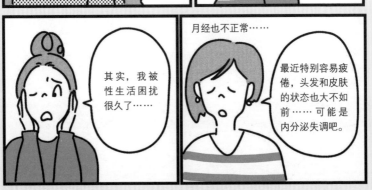

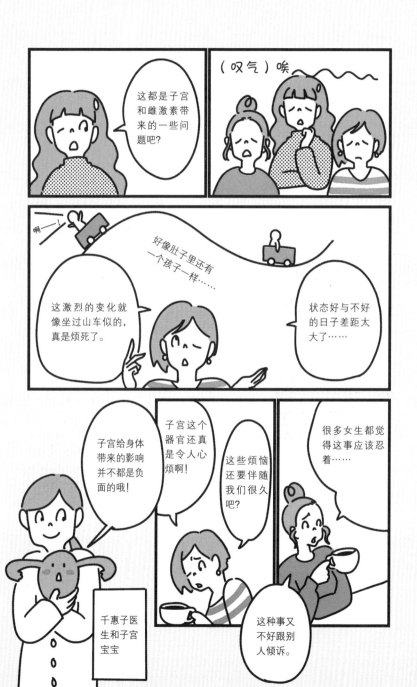

7

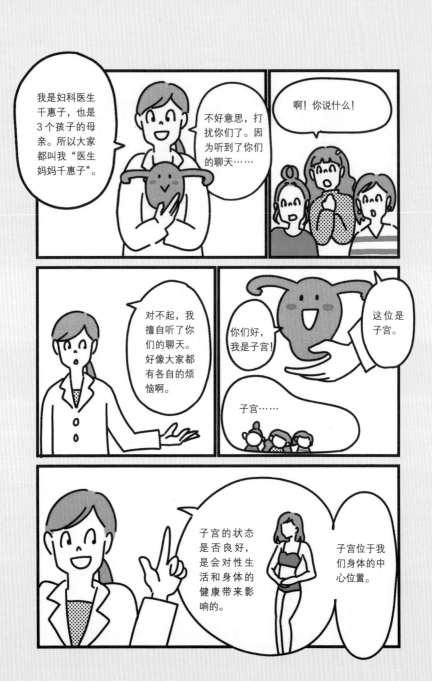

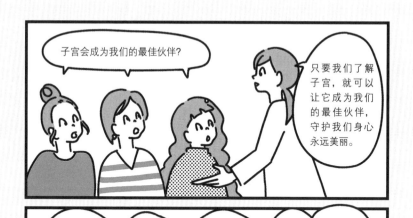

子宫会成为我们的最佳伙伴?

只要我们了解子宫,就可以让它成为我们的最佳伙伴,守护我们身心永远美丽。

1. 子宫的繁忙期——每个月的经期。

2. 周期性子宫健康管理期——每天的雌激素管理。

3. 与子宫的近距离接触期——性生活。

最重要的是我们要了解子宫,并去呵护它。

这3个时间段很重要哦!

好像从没在意过……

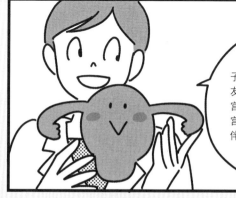

子宫是我们一生的朋友。了解那些"对子宫有益的事",让子宫成为我们的最佳伙伴吧!

前言　什么是对子宫有益的事？

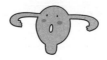

 我不想再被子宫困扰啦！

　　由于受到生理周期的影响，女性的身体会在短时间内发生急剧的变化，使我们的心理、身体、皮肤和头发的状态变得糟糕。很多女性为此饱受困扰，甚至去妇科就诊。

　　子宫是位于我们身体中心位置的器官。它的状态是否良好会给性生活及身体的健康带来巨大影响。子宫状态不佳时，女性会感到心烦意乱。但是只要了解了子宫，就可以让它成为我们的最佳伙伴，守护我们身心永远美丽。

因此，我要给大家介绍那些对子宫有益的事，帮助大家与子宫和谐相伴。

大家好！非常感谢您在众多书中拿起了这一本。我作为一名妇产科医生，接诊过很多患者。其中有些患者在每次月经期间都痛苦不堪，却选择忍耐；也有一些患者由于雌激素分泌不稳定而承受了很大的精神压力。

作为一名妇科医生，我希望能有更多的人了解妇科疾病的相关知识，也希望大家不仅仅看到子宫给我们带来困扰的一面，更要看到它为女性身体带来的积极影响！于是，我开始经营自己的博客，目前已经拥有超过13万的粉丝。

许多女性都认为子宫以及各种妇科疾病是难以谈论的敏感话题。而且令人遗憾的是，这方面的教育工作还做得很不充分。但是，呵护子宫与健康的身体密不可分。在我的博客中有很多朋友评论道："这些事我一直都很好奇，但却从没跟任何人说过。""每天都变得轻松起来了！""我变得更爱自己的身体了！"。我会着重向读者介绍呼声强烈的74种"难以启齿的烦恼"，以及消除烦恼的妙招。

⸜ 现代女性的月经问题已经不能用过去的方法解决了吗？

我认为，现代女性更需要了解如何与子宫和谐相处。其原因在于现代女性的子宫问题相较于过去发生了巨大的变化。

例如，现代女性一生的月经次数，相比100年前增加了约9倍。其原因在于生活习惯、妊娠等生活方式的变化。

那么在月经次数增加的同时会增添哪些烦恼呢？作为女性身体中的一个器官，子宫最初的功能就是妊娠。因此昔日由子宫所带来的烦恼基本都是与妊娠、生产相关的。但是现在，由于月经次数的增加，增添了许多关于月经和雌激素的烦恼。

另外，月经次数的增加也给子宫和卵巢带来了额外的负担，导致患子宫内膜异位症、子宫体恶性肿瘤、卵巢癌等疾病的风险显著增加。

现在女性一生所经历的月经次数已经达到了人类史上的顶峰，因此，也更容易拥有与子宫相关的一系列烦恼。所以，我希望大家都能亲自思考一下那些"对子宫有益的事"。

思考"对子宫有益的事"的几个关键时间点

把握好下面这3个时间段，就可以让你的子宫保持健康。

① 子宫的繁忙期——每个月的经期。
② 周期性子宫健康管理期——每天的雌激素管理。
③ 与子宫的近距离接触期——性生活。

本书将针对以上3个时间段分别介绍相应的"对子宫有益的事"。我精心挑选的子宫保养妙招立足于现代女性的生活习惯，还结合了最新的保养项目。因此通过阅读本书，不仅可以获得即刻可用的新知识，同时还可以掌握与子宫快乐共生的窍门。

与子宫快乐共生，收获美丽身心！

与子宫快乐共生不仅利于身心健康，也会收获美丽！具体来说，稳定的生理周期和雌激素分泌，可以使自主神经保持良好的状态，进而促进胶原蛋白的合成，保持皮肤、血管、骨骼、关节和大脑的健康。

其次，通过与子宫快乐共生，我们也有机会重新认识自身的性别。一提起子宫、月经，有些女性可能会联想到"肮脏""羞耻""掩饰"等词语。如果再加上"疼痛""沉重"的感觉，一些女性就会对自己的身体以及性别产生负面的认识。

实际上，这种认识会对生活的各个方面产生巨大的负面影响。我撰写本书的初衷就是希望广大女性朋友可以通过了解子宫，与自己的身体幸福地相伴一生。

如果本书能够给诸位的健康和人生带来帮助，我将倍感荣幸。

医生妈妈千惠子

2022年2月

contents 目录

1 ｜ 月经篇　呵护焦躁的子宫

摆脱"沉重、疼痛、量多"的三重折磨!

与子宫成为伙伴

2 雌激素篇 打造健康的子宫

稳定的激素水平带来健康体魄

吃

保暖

睡眠

排便

3 ｜呵护身体篇　保护子宫享受爱

性生活的烦恼是禁忌话题吗？

更多享受！

避孕、疾病

1

月经篇

呵护焦躁的子宫

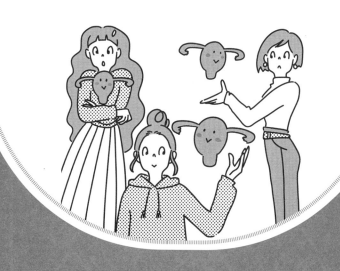

摆脱"沉重、疼痛、量多"的三重折磨！

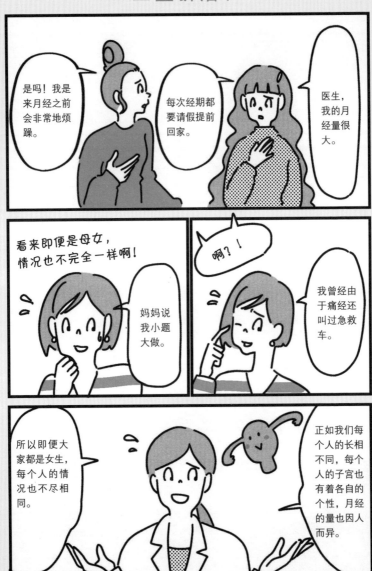

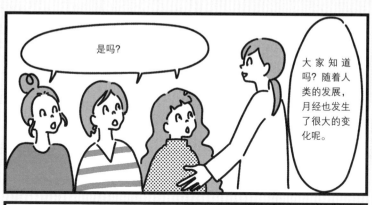

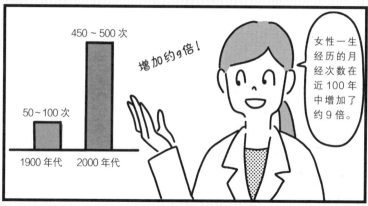

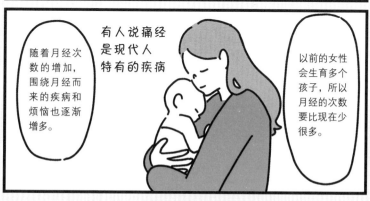

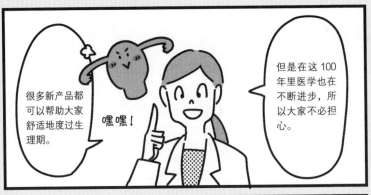

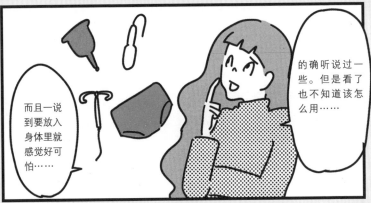

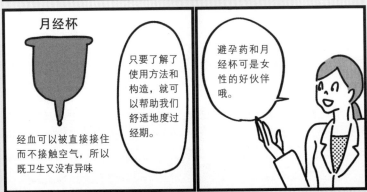

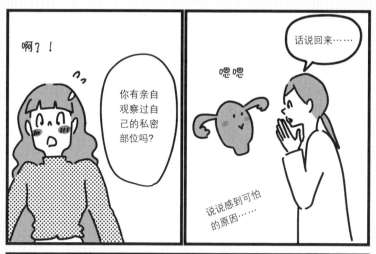

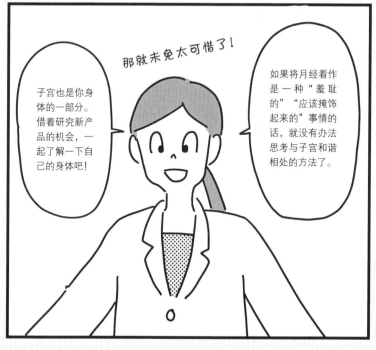

摆脱"沉重、疼痛、量多"的三重折磨！

大家对每个月都会如期而至的月经有着怎样的印象呢？

经期不仅会因为黏糊糊的经血（月经期间流出的血液）让人感到不适，而且也是容易让人出现腰痛、头痛、疲倦、烦躁、恶心、腹泻、腹胀等一系列症状的时期。话虽如此，如果月经没来，又会让人担心是否怀孕或者患上了什么疾病。

月经的症状因人而异，这常常会让人感觉自己的生活被月经所操控了。这种想法也是可以理解的。

我在"前言"中也曾提到，现代人的月经问题已经和以往大不相同。甚至有人会说痛经是专属于现代人的疾病。就一生中所经历的月经次数而言，现代女性要比古代女性多，子宫承受的负担也相应加重，所以许多女性承受着月经所带来的"沉重、疼痛、量多"的三重折磨。

另外，迅速发展的医学正在不断地更新解决这些问题的方法。在月经篇中我会介绍可以让我们舒适度过经期的最新医学常识、新型卫生产品的使用方法，以及"对子宫有益的小妙招"。

通过实践这些小妙招，修复子宫的功能，从而摆脱月经带来的"沉重、疼痛、量多"的三重折磨。

了解与月经相关的知识，并正确地进行护理，也可以成为一次了解自己身体的契机。

女性的私密部位与子宫的距离仅有10cm左右。保养这个部位可以使子宫保持卫生和健康。只有了解了自己的身体，才会更加爱护它。

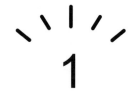

1

请别叫我
"脏物桶"！

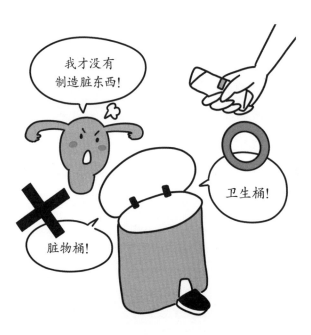

为什么？

月经不肮脏！

自古以来全世界都对月经有着"脏""污秽"的印象。流血让人联想到死亡，古人相信通过血液可以传播疾病，最终使得月经成了一种"肮脏的东西"。

但是月经并不存在不卫生、不干净的问题。染上经血的卫生用品不脏，通常情况下也不具备传染性。那些对于月经的陈旧看法，就让它都留在过去吧！

好处是

消除负面印象

不同的词语可以带来不同的影响。"脏""垃圾"这样的负面意义的词语会给女性带来"自己排出了肮脏的东西""子宫很烦"的印象，从而降低对自己以及女性性别的认同感。

月经并不肮脏，它与排便、饥饿、发困一样，只是一种生理现象。让我们借这个机会消除对月经的负面印象，解放我们的思想，积极地面对月经。

2

"寒凉"
是子宫的天敌

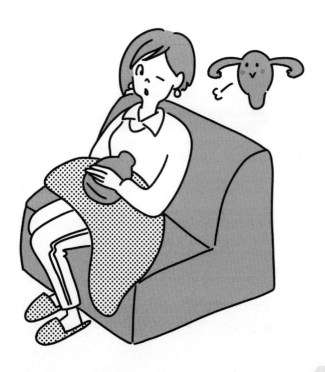

为什么？

血液循环不畅是痛经的根源

中医将血液循环不畅称为"血瘀"，认为血瘀是导致痛经和月经不调的重要原因。而寒凉是导致血液循环不畅的第一要因，所以说"寒凉"是子宫的天敌。良好的血液循环可以防止痛经。我们可以用热水袋或者暖宝宝保持腹部的温度，促进子宫周围的血液流通。

不仅是经期要注意保暖，平时也要注意保持血液循环畅通，保暖可以预防痛经。具体方法会在第2篇的"保暖"部分介绍。请一定要在平时提高保暖意识。

好处是

提升内脏温度可以带来美容效果

给身体保暖可以提升身体的代谢功能。保暖意识能够提高脂肪的消耗，不仅具有消除痛经和改善月经不调的效果，还可以让我们形成易瘦体质。

保暖的窍门在于要内外双向同时进行。穿着保暖服饰、泡半身浴或使用热水袋都可以从体外进行保暖。同时食用温暖身体的食物，摄取营养，可以从体内提升温度。这就是双向保暖，是改善寒凉体质的窍门。身体暖和不起来的时候，想一想是不是忘记了"内"和"外"中的哪个环节呢？

3

经期
更要泡澡

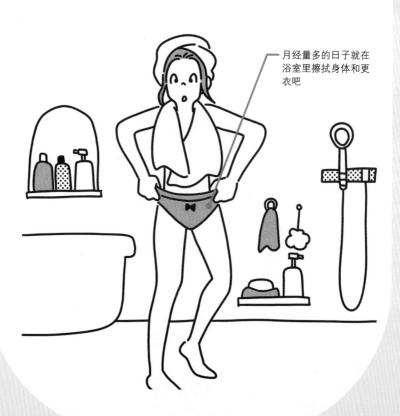

月经量多的日子就在浴室里擦拭身体和更衣吧

为什么?

温柔地对待私处

　　听说有很多女性在月经期间会顾及家人或者同居的人而选择最后一个泡澡,或者干脆不泡澡。但作为妇产科医生,我认为正是因为身体处于敏感期,女性才更应该第一个进入浴室,用最干净的热水泡个澡。泡澡时身体浸泡在温水中,由于水压的关系经血是不易流出的。基本上没有必要担心浴缸被经血弄脏的问题。血量多的时候可以在浴室内擦拭身体,一旦有经血流出也可以立刻把地面冲洗干净。沐浴前提前将新的卫生巾贴在内裤上,沐浴后就可以快速穿上,很方便哦!

好处是

用最简单的方法
温暖子宫

　　经期女性身体容易着凉,条件允许的话要尽量坚持泡澡,而非简单冲冲淋浴。泡澡就是日常生活中最简单的温暖身体的方法。尤其是全身浴,即使是很短的时间,也可以消除水肿、缓解压力、排出体内毒素。因此泡澡是消除经期各种烦恼的良方。

　　泡澡水的温度建议设置在38～40℃。全身浴建议泡10分钟左右,半身浴泡20分钟左右。感到身体微微出汗就可以了。在泡澡前喝一杯水,可以大大提升排汗效果。泡半身浴时如果感到上半身凉的话可以给浴缸盖上一半的盖子,或者在肩上搭条毛巾。

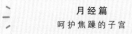

月经篇
呵护焦躁的子宫

4

别碰你的
"私密花园"

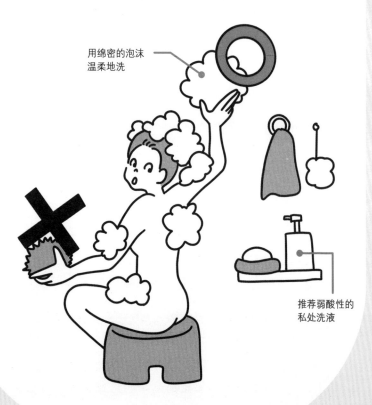

用绵密的泡沫
温柔地洗

推荐弱酸性的
私处洗液

为什么？

不要过度清洗

阴道具有自洁功能，即使不特意清洗也可以保持洁净状态。因此阴道内不需要用力清洗，交给自洁功能就可以啦。

阴道内有乳酸杆菌，可以使阴道呈酸性，防止细菌侵入，保持阴道内的洁净状态。过度的清洗会连同乳酸杆菌一并洗掉，从而产生瘙痒、潮湿和异味。清洗时注意不要让手指或指甲弄伤阴道内部。

好处是

可以防止潮湿和异味

阴道内部不需要清洗，但外阴部还是需要仔细地清洗干净的。女性私处呈弱酸性，建议使用弱酸性的专业私处洗液。

用力搓洗会导致皮肤炎症，可以先用打泡网将私处洗液打出绵密的泡沫，再用手指腹温柔清洗。但如果外阴皮肤出现红肿等问题，建议不用洗液，改用温水清洗。

5

时尚的同时
也要保证舒适

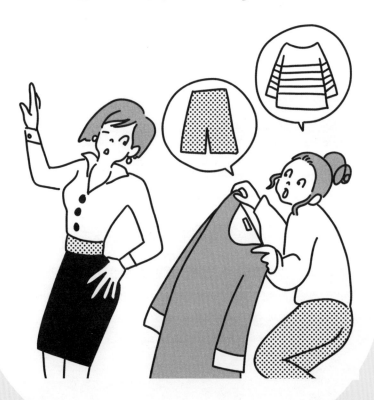

为什么？

不要影响骨盆周围的血液循环

着装上要注意不要束缚骨盆。强力的束缚会影响血液流通，造成严重的痛经。因此经期应尽量避免穿束身裤和紧身裤。

而且穿着厚实的打底裤或紧身裤容易让私处的湿气无法排出，持续潮湿就会产生异味和皮肤炎症。因此建议穿着宽松板型的裤子和裙子。

好处是

考究的服装面料可以让心情放松

如果有异味和潮湿的问题，我建议选择透气性好的服装面料。尤其是直接接触皮肤的内裤，一定要选择优质面料。

服装面料建议选择真丝，这种面料保温性、吸湿性、透气性俱佳，即便出汗也不会出现不适感，而且不易产生异味。除此之外也可以选择纯棉、羊毛等亲肤的天然材质。纯棉的吸湿性和透气性非常好，不易产生闷热感。羊毛具有良好的吸水性和保湿性，适合寒冷的天气。天然的材质肌肤触感好，心情也会好起来。

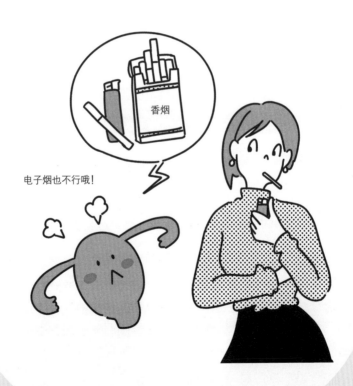

6

子宫讨厌香烟

为什么？

尼古丁会给子宫带来恶劣影响

烟草中含有的尼古丁会使血管收缩，血液流通不畅，造成月经不调或严重的痛经。但最大的问题在于吸烟会让皮肤干燥，减缓新陈代谢，使皮肤失去弹性和光泽，从而加速皮肤的衰老。

吸烟不仅会带来体臭，增加患癌风险，还会导致不孕症和早产。

好处是

预防色斑和细纹

戒烟可以让皮肤恢复弹性和光泽，而且还可以避免将来出现色斑和细纹。

戒烟的关键在于一鼓作气。减少吸烟量，换成口味清淡的香烟并不能改变吸烟习惯，戒烟效果很差。所以要自己主动地改变生活习惯，远离酒席等容易激发吸烟欲望的环境，寻找其他可以代替烟草的放松方式。另外，向身边的人们宣告自己戒烟也是很有效的方法之一。人在戒烟最初的一周里会出现烦躁感，但坚持下去这种症状就会逐渐消失。

7

子宫宝宝，
你辛苦啦！

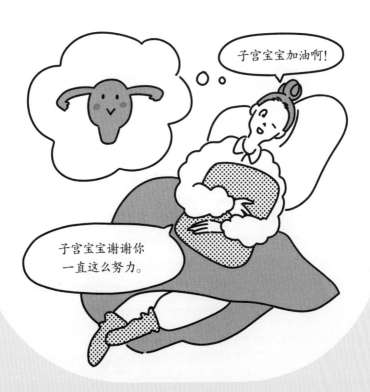

为什么?

子宫带给你健康!

经期是子宫最繁忙的时期。借这个机会正视自己的性别和身体,向努力工作的子宫表达一下感谢吧! 人们在身体健康的时候很难有机会思考有关子宫或者身体的事情,等到生病了才意识到健康的可贵。

子宫一直在为我们拼命工作,不妨每个月都有意识地去想象一下它们的作用吧。

好处是

掌握月经周期的节奏

经期身体会有些不舒服,我们要做的就是不勉强自己。月经结束后雌激素的分泌会有所增加。我们进入一段皮肤、心态、身体状态俱佳的时期。

在这个时期挑战新事物,而在状态不佳的时期给予身心休息和调整。这样就可以掌握自己的生理周期,有节奏地生活。

8

保养子宫
要趁早

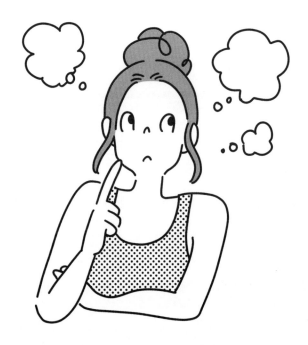

为什么?

"有月经就能怀孕"的认识是错误的

自古就认为20~35岁是女性的"适孕期"。因为在闭经前的10年左右就已经开始存在不排卵的可能性了。如果有要宝宝的想法,就一定要知道"即使来月经也不一定就能怀孕"的现实。

日本女性的平均闭经年龄为50岁。但闭经年龄的个体差异很大,有的早一点,40多岁,也有的晚一些,将近60岁才闭经。也就是说部分女性在40岁前就已经很难怀孕了。

好处是

做一个不让自己后悔的人生规划

也许现在还没有生育的计划,但在将来却有可能迎来想生育宝宝的一天。如果现在对子宫不理不睬,以后就有可能遭遇子宫卵巢疾病而难以怀孕,或者无法排卵而遗憾终身。

随着现代女性的生活模式和人生规划的不断变化,已经很少有人提到"适婚年龄"这个字眼。毕竟随着年龄的增长和身体的变化,我们的想法也会发生改变。即便不想结婚,也有可能萌发生育需求。

9

发现子宫的
个性

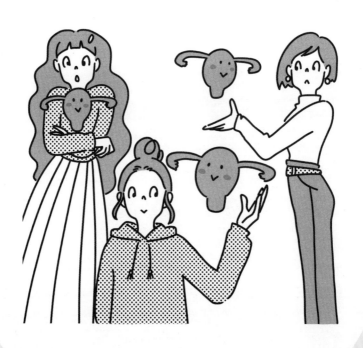

为什么？

子宫的个性也是五花八门的

痛经、月经前症状、月经量、月经周期等与月经有关的各个方面都有着很大的个体差异。即使是母女，两个人的情况也不会完全一致。在和母亲或者朋友倾诉关于月经的烦恼时，只要对方没有遭遇相似的情况，通常都会轻描淡写地说句"没事的"。

有些人是月经前比较痛苦，有些却是在月经期间更为难受。痛苦的背后很有可能隐藏着子宫或卵巢的疾病，所以不要一味地忍耐。

好处是

留意子宫发出的信号

了解自己子宫的个性，就会找到专属于你与子宫的相处之道。月经是定期出现的，只要掌握子宫的生理周期就可以提前做好心理准备。

比如"这周容易出现心情上的波动，就尽量在家里舒服地度过""白带的状态和平时不一样有可能是子宫发出的求救信号！""月经比平时提前到来！有可能不是月经，而是子宫出现了问题！"我们要仔细倾听来自子宫的各种"声音"。

10

吃止疼药，
别犹豫！

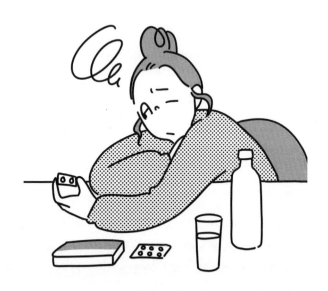

为什么？

"经常吃止疼药会有依赖性？"假的！

常有人说"吃止疼药久了会有依赖性，会逐渐失去药效"，这种认知是错误的。只要严格按照用法用量服用，是没有问题的，可以放心服用。

在本书第101页的专题2里我会介绍子宫内膜所分泌的"前列腺素"是造成痛经的原因之一。这种物质会促进子宫和血管的收缩，是将经血排出体外所必需的物质。但如果分泌过量就会造成严重的痛经。止疼药可以抑制前列腺素的分泌，从而缓解痛经。

好处是

把它当作护身符

止疼药并不是非吃不可的，但随身携带会让人感到安心。即使不常吃，在随身携带的包包里装上一粒也是很好的。

另外，服用止疼药的时间也很重要。疼到忍无可忍再服用就没有太好的效果了。建议大家在剧烈疼痛到来之前提前服用。当开始感到痛了，就立刻服用吧。即便这样也依旧会感到疼痛的话，就按照药物的用法和用量早中晚定时服用。

11

痛经的时候反而要
做点轻微的运动

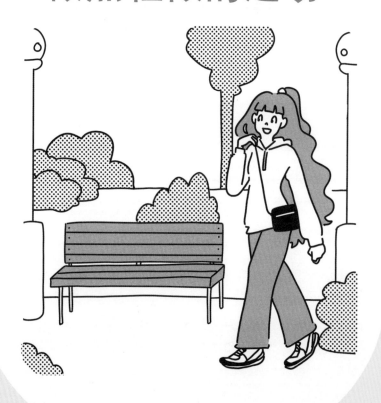

为什么？

帮助经血顺利排出

痛经的时候很容易把自己关在屋里，但这样会使肌肉变得僵硬。为了顺利地排出经血，我们需要通过一定程度的运动来帮助子宫收缩。

运动可以让全身的血液循环顺畅，改善停滞的血流，促进经血排出，缓解痛经。

好处是

给自己换个心情！

痛经时一直待在房间里，心情也会变得低落。去景色优美的公园散步，或去逛街都是转换心情的好办法。

可以运动，但不需要进行剧烈的运动。轻微的慢跑或快走等有氧运动就可以达到效果。上下班时提前一站下车，或者午休时去稍远点的饭店就餐都是很好的选择。

12

猫式、鱼式、眼镜蛇式的瑜伽动作

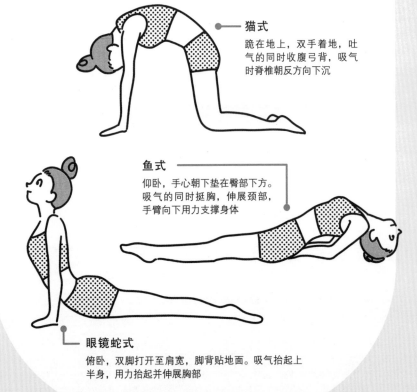

猫式

跪在地上，双手着地，吐气的同时收腹弓背，吸气时脊椎朝反方向下沉

鱼式

仰卧，手心朝下垫在臀部下方。吸气的同时挺胸，伸展颈部，手臂向下用力支撑身体

眼镜蛇式

俯卧，双脚打开至肩宽，脚背贴地面。吸气抬起上半身，用力抬起并伸展胸部

为什么？

放松肌肉可以缓解痛经

痛经疼到无法外出？这样的日子就在家里做些简单的拉伸运动吧。拉伸可以放松肌肉，改善血液循环，具有缓解疼痛的效果。

建议针对感觉疼痛的部位进行拉伸，最初可以躺着，缓慢地拉伸。以不拉伤为标准，每日进行数次。在泡澡过后血液流通顺畅的时间进行拉伸可以起到事半功倍的效果。

好处是

在家就可以轻松进行，效果超棒！

瑜伽中有很多可以缓解痛经的体势。推荐大家做猫式、鱼式和眼镜蛇式。初学者也可以轻松上手。左侧有动作的详解，敬请参考。

身体处于温暖状态下，配合呼吸进行瑜伽练习效果会更好。缓慢而深长的呼吸可以使身体分泌一些物质来降低皮质醇（一种制造压力的激素），从而起到放松和缓解疼痛的效果。

13

伴侣暖心的
按摩超级有效

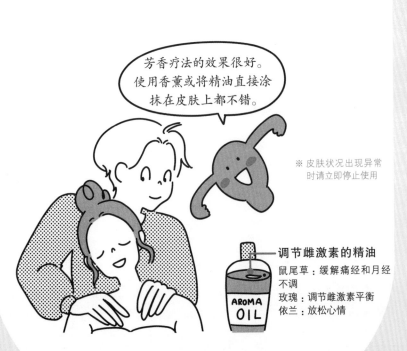

芳香疗法的效果很好。使用香薰或将精油直接涂抹在皮肤上都不错。

※ 皮肤状况出现异常时请立即停止使用

调节雌激素的精油
鼠尾草：缓解痛经和月经不调
玫瑰：调节雌激素平衡
依兰：放松心情

AROMA OIL

为什么?

分泌多巴胺，提升幸福感

　　自我按摩也有助于缓解痛经，但享受来自伴侣或朋友的按摩时身体会分泌更多的多巴胺、血清素以及催产素等物质，效果会更好。

　　这些物质会在与亲密的人接触时产生，具有镇痛效果，可以缓解痛经等疼痛。

好处是

分享月经的痛楚

　　男性很难想象月经给女性带来的痛苦。即便同样是女性，对于痛经的感受也因人而异。因此可以借由按摩的机会和对方共享疼痛的位置和感受，可以增进对彼此的理解。

　　另外，在按摩时使用自己喜欢的香氛精油可以起到放松身心的作用。尤其是一些从天然植物中提取的精油，含有调节雌激素的成分，效果非常好。

14

用一次性暖宝宝刺激穴位
——自助针灸疗法

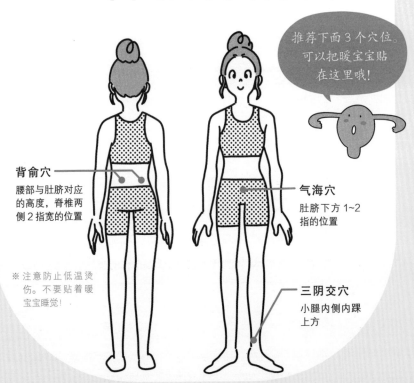

推荐下面 3 个穴位。可以把暖宝宝贴在这里哦！

背俞穴
腰部与肚脐对应的高度，脊椎两侧 2 指宽的位置

气海穴
肚脐下方 1~2 指的位置

三阴交穴
小腿内侧内踝上方

※ 注意防止低温烫伤。不要贴着暖宝宝睡觉！

针灸治疗月经不调

痛经严重时可以试试刺激这几个穴位。WHO（世界卫生组织）承认了几种病症的穴位针灸疗法的治疗效果。痛经就是其中之一。

自助针灸疗法是很困难的。但对穴位进行热敷刺激却很简单。最简单的方法就是在穴位上放置一次性暖宝宝，贴好后就可以随意活动了。温暖的热敷可以缓解痛经。

好处是

有效驱寒

使用一次性暖宝宝刺激穴位的疗法不需要找到穴位的精准位置，普通人也可以轻松上手。一次性暖宝宝可以温暖身体，不仅可以改善女性月经问题，也可以有效地起到保暖效果。感冒或身体不适时都可以尝试一下。

暖宝宝有可以直接贴在皮肤上的，也有通过微波炉加热后可以反复使用的，种类繁多，大家可以选择适合自己的产品。但使用时一定要注意防止低温烫伤。

15

用止泻药
缓解经期腹泻

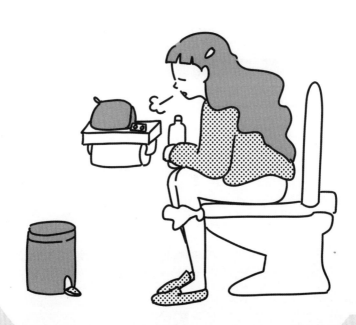

为什么？

激素水平变化导致便秘和腹泻

月经前后是容易发生便秘和腹泻等排便异常的时期。黄体酮是一种在妊娠期起到给胎儿储备营养作用的雌激素。在月经前女性体内的黄体酮分泌量增多，因此会促进大肠壁吸收水分，减缓大肠蠕动，从而造成便秘。

而月经开始后体内黄体酮分泌量会逐渐减少，转而开始分泌前列腺素。这种物质不仅会使子宫收缩，还会影响肠胃的蠕动，因此容易引发腹泻。

好处是

避免脱水

在忍受痛经的同时遭遇腹泻是非常痛苦的。症状严重时可以服用止泻药。由于激素紊乱造成的腹泻是可以服用止泻药的。但需要注意的是，若腹泻是由病毒或细菌造成的，服用止泻药反而有可能加重病情。

每次经期都会严重腹泻的话建议随身携带止泻药。持续腹泻不仅影响心情，还可能造成脱水，使身体更加不适，因此要及时止泻。针对便秘的处理方法可以参考第2篇的"排便"。

16

贫血时补充铁剂，让秀发恢复生机

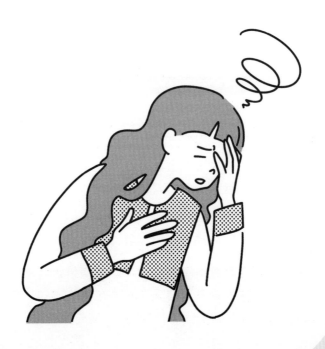

为什么？

女性易缺铁，要及时补充

轻微的活动就心跳加速、呼吸急促、易疲劳……这些都可能是贫血的症状，可以通过服用铁剂预防贫血。

血液离不开铁。女性几乎每个月都会流血一次，因此比起男性更容易缺铁。缺铁会影响新鲜血液的生成，造成贫血，带来心跳加速、气喘、易疲劳等不适感。有些患者还会出现乏力、肢体麻木等症状。如果出现这些症状，并且持续不消失的话建议尽早就医。

好处是

使秀发恢复光泽！

补充铁剂对改善头发干枯和脱发也有很好的效果。但补铁后并不会马上见效，要有意识地注意不要让身体缺铁。

可以通过服用铁剂预防贫血。动物性食物中含有"血红素铁"，它的吸收效率是植物性食物中所含的非血红素铁的5~6倍。维生素C可以提高空腹时非血红素铁的吸收效率，建议搭配服用。

17

拥抱玩偶，
放松心情

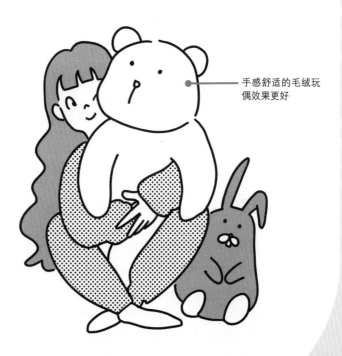

手感舒适的毛绒玩
偶效果更好

为什么？

分泌幸福感激素
——催产素

我们在与家人、爱人、宠物等发生身体接触时身体会分泌一种物质——催产素。催产素给人带来幸福感，可以安抚心情、减轻压力。因此被称为"幸福感激素"以及"爱的激素"。

积极地与家人、伴侣、宠物进行肢体接触对我们的健康有益。不仅如此，拥抱心爱的玩偶也会有同样的效果。心情低落的时候，不妨借助一下催产素的力量吧！

好处是

成为有爱、积极的人！

催产素可以带来多重效果，包括唤起幸福感、减轻担心和恐惧、缓解压力、提高记忆力、提升学习欲望等。与家人及宠物共同生活可以提升爱和信任感，使人变得积极向上。

无法与家人及宠物共同生活时可以通过拥抱玩偶获得同样的效果。建议选择手感舒适的材质，用力拥抱或与玩偶肌肤接触都可以促进分泌催产素。

18

准备让心情
放松的香薰精油

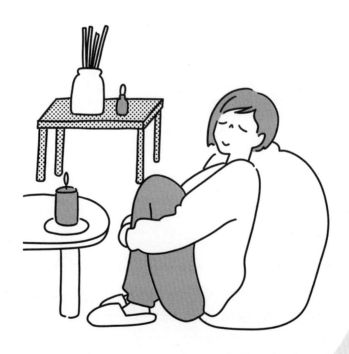

为什么？

天然草本的各种神奇功效

洋甘菊能够放松心情；鼠尾草可以缓解不安症状；薰衣草具有使人平静的功效；依兰可以调整激素的平稳……。天然草本的香气具有各种神奇的功效。

使用方式上也有很多种类，有香薰蜡烛、瓶装放置型香薰精油、润肤精油等。在心情烦躁时可以选择将精油涂抹在皮肤上，也可以滴入泡澡水中或枕头上。不过如果感到不适合自己的皮肤就请立即停止使用。

好处是

找到自己喜欢的香气

前面介绍了香薰精油的功效和使用方法，在使用过程中最重要的是选择自己喜欢的香气。我们喜欢的香气会随着身体状态、季节、天气、激素状况、年龄的变化而改变，可以通过使用香氛来检验自己"今天的喜好"。

可以通过自己当天的喜好来更换不同的香气。你会找到"发现未知自我"的乐趣。香薰精油的放松效果极佳，经期以外的日子也可以用来缓解各种不安心情。希望大家都能找到自己喜欢的香气。

19

尝试着写
植物观察日记

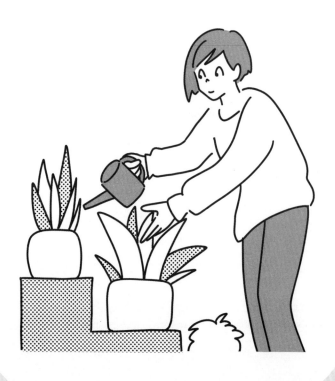

为什么？

绿植具有治愈的力量！

身边放一盆绿植，不仅可以缓解视疲劳，还可以平复心情。因此，这种做法可以有效地消除精神疲劳，让我们的身心得到放松和恢复。每天看着亲手照料的植物渐渐长大，内心也会得到被治愈的感觉。

而且，仅仅是放置一点植物，也会使房间看起来更加考究。生活在心仪的房间里可以得到放松的效果。另外，有一些观叶植物具有净化空气的作用，不妨试试看！

好处是

每天观察植物的变化

"今天又长出一片叶子。""有新芽萌出了。"每天照料植物会发现一些微妙的变化。如果生活总是一成不变，精神上会变得容易崩溃。这些细微的成长可以给我们带来积极的影响。

我想应该有很多人在小时候写过"植物观察日记"吧？我认为长大成人以后写的观察日记会更有趣。建议新手们从绿萝、龟背叶等观叶植物开始养起。仙人掌等多肉植物不需要经常浇水，也是不错的选择。

20

熟练掌握
新产品

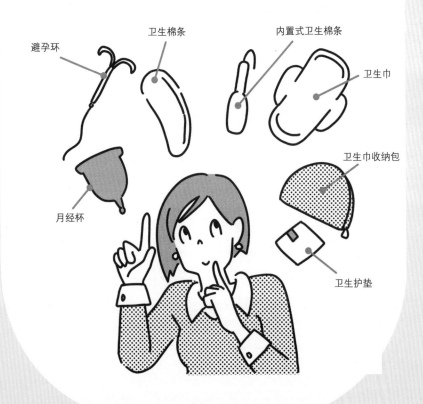

避孕环

卫生棉条

内置式卫生棉条

卫生巾

月经杯

卫生巾收纳包

卫生护垫

为什么？

各种方便好用的新产品上市啦!

近年来各种女性经期用品层出不穷。

不知道该如何选择时就根据自己的实际情况来选吧。比如卫生巾，可以在活动量大、血量多以及睡眠期间选择护翼型。量少时选择无护翼型。另外也可以在量多时选择月经杯或内置式卫生棉条，并且配合经期专用吸水内裤。或者在卫生巾的基础上添加一个贴身型卫生棉条。

好处是

了解自己的身体以及月经特征

挑选经期用品可以成为了解自己身体的契机。例如有些人会觉得皮肤粗糙或闷热，更喜欢用布制卫生巾。

另外，也经常有人反映通过使用月经杯来了解了自己的身体构造，并目睹了自己的月经量。月经杯以及内置式卫生棉条等产品可以增加触碰自己身体的机会，可以当作健康管理的晴雨表来使用。

21

每 2~3 小时更换一次卫生巾

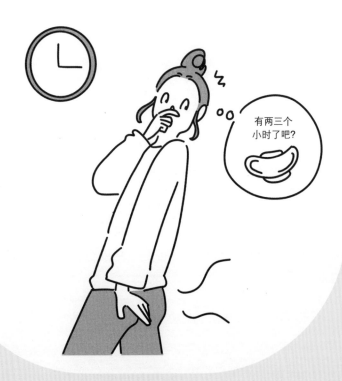

有两三个小时了吧？

为什么？

会导致异味或皮肤炎症

　　现如今卫生巾经过不断的改良，吸水性非常好，有些甚至使用一整天也不会侧漏。但是长时间不更换卫生巾会导致皮肤问题和异味。

　　经血中富含营养成分，刚刚从阴道流出时并没有气味。但接触到空气中的细菌后就会产生难闻的异味。所以即使是量少的日子也要每2~3小时更换一次卫生巾。

好处是

解决皮肤问题

　　经期皮肤会变得尤其敏感。即使是血量少的日子也要经常更换卫生巾，这样可以减少皮肤问题。在月经后期血量减少，白带量会有所增多。此时也不能掉以轻心，仍要及时更换卫生巾。

　　如果不想频繁地带着装有卫生巾的包包去卫生间，或者有事而无法频繁拿取卫生巾的话，建议大家使用有口袋的生理期专用内裤。事先将卫生巾装入口袋，去卫生间时就可以不用在意别人的目光了。

22

用棉布卫生巾，
减轻肌肤负担

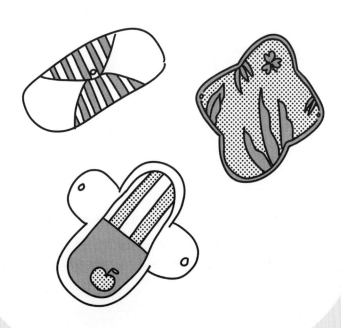

为什么？

这种卫生巾接触皮肤的部分是布，可以减轻肌肤负担

棉布卫生巾接触皮肤处的材料和日常穿着的内裤相同，因此比起纸质卫生巾不会给肌肤带来负担，穿着非常舒适。

化学纤维制成的纸质卫生巾容易产生潮湿感和异味。但是布制卫生巾的透气性好，吸湿性强，可以让我们舒适地度过经期。尤其适合使用纸质卫生巾会产生皮肤问题的女性。

好处是

可以反复使用，非常环保

布制卫生巾可以反复使用，能够大幅度减少垃圾排放，非常环保。但缺点在于使用和清洗时比较麻烦。而且使用布制卫生巾需要携带装新旧卫生巾的两个包包，外出时随身物品会增加许多。

最近市场上出现了多种布制卫生巾和卫生护垫，有些款式非常可爱。如果觉得清洗起来麻烦的话，建议使用一次性布制卫生巾。

23

利用卫生护垫给自己做体检

排卵期的白带透明度高，黏性强。

打算怀孕的话要抓住这个时机！

为什么？

白带的性状会随着健康
状态发生改变

白带有两个作用。一是保持阴道内湿润，防止细菌侵入。二是在排卵期使精子容易进入。

而且白带的性状在每个生理周期中会随着雌激素水平发生变化。白带在月经结束后至排卵日之间会逐渐增多，到了临近排卵日就会变成透明而延展性强的果冻状。排卵期过后白带量会逐渐减少，变为混浊、白色、有黏性的状态。大家可以试着在一个生理周期中每天使用卫生护垫以确认白带的状况。

好处是

不损坏自己心爱的
小内裤

卫生护垫并不是必须使用的。但是使用卫生护垫可以让我们更容易意识到自己的白带性状的变化。当发现白带量比平时多，颜色不正常，或者有异味时可以去妇科就诊。

另外，卫生护垫可以防止心爱的内裤被弄脏，或是染上难以洗掉的污渍。但是要注意勤于更换。每次去厕所都更换一片是最理想的，即使难以做到，也要保证每天更换2~3次。这样可以抑制异味的产生。

24

把卫生巾装进可爱的包包随身携带

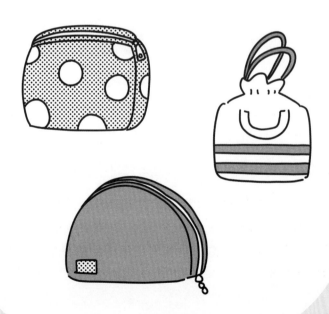

为什么？

不要忘记，要每天携带

有些女性会说"看见卫生巾心情都会低落"和"容易忘记带"。但是有时月经会突然造访，所以希望大家在经期以外的日子也能随身携带卫生巾。

既然要每天携带，建议大家把卫生巾装进可爱的小包包里。在令人郁闷的经期，每天带着自己心仪的包包，心情也会好起来。经期以外的日子里会有白带较多的几天，将卫生护垫一同装进去吧！

好处是

只是带着就会让精神
振奋起来

最近市面上有很多款式可爱的小包包。有些拿在手里就像手帕一样，还有的包包上有小口袋，可以收纳卫生巾以外的小东西。有拉链的款式还可以装药品和小饰品，使用起来尤其方便。

另外也可以严选自己喜欢的面料。有特氟龙涂层或树脂涂层的包包可以清洗，还有一些包包面料的手感极佳。喜欢使用布制卫生巾的话，建议选择不易产生异味的面料。

25

有吸水功能的
内裤很方便

根据量的多少来选择款式吧!

| 丁字裤 | 常规款 | 加大款 |

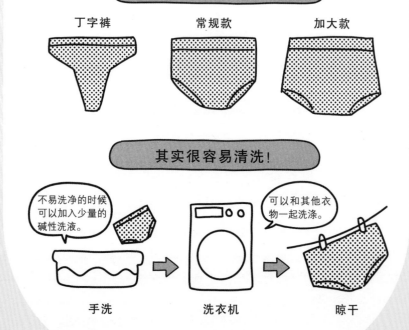

其实很容易清洗!

不易洗净的时候可以加入少量的碱性洗液。

可以和其他衣物一起洗涤。

手洗　　　　洗衣机　　　　晾干

为什么？

远离卫生巾带来的不适感

吸水内裤是指即使不使用卫生巾或内置式卫生棉条，其本身也可以吸收经血的内裤。它是使用多层兼具吸水性和防水性的布料制成的。吸水内裤的优点在于它的穿法和普通内裤一样，而且吸水性能卓越，也不容易引起潮湿和皮肤炎症。

不同的款式吸水量不同，可以根据月经量来选择合适的吸水内裤。它和月经杯一样，可以反复使用，是很环保的产品。临近月经来临的日子开始穿吸水内裤就可以放心地迎接"大姨妈"了！

好处是

可以轻松应对产后恶露

产后子宫会排出恶露。一开始恶露量会比较多，但度过高峰期后会减少。有些人的恶露会像淋漓不净的月经一样持续多日。这种情况可以使用卫生护垫，但有时会突然间大量涌出，这种时候穿着吸水内裤就会倍感安心。

产后阴道里会有破损，不适合使用内置式卫生棉条和月经杯。这时，吸水内裤和卫生护垫是更好的选择。

26

内置式卫生棉条和月经杯都不可怕

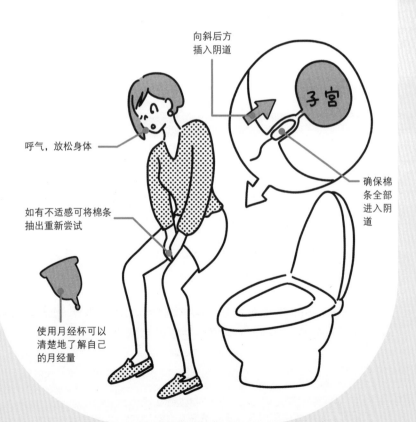

向斜后方插入阴道

子宫

呼气，放松身体

确保棉条全部进入阴道

如有不适感可将棉条抽出重新尝试

使用月经杯可以清楚地了解自己的月经量

为什么？

与黏稠感、不适感、异味说拜拜！

　　内置式卫生棉条和月经杯都是放置在阴道内部使用的经期用品。因此不会产生普通卫生巾带来的潮湿、异味、变硬等不适感，而且也不必过分担心侧漏和后漏。

　　最近备受关注的硅胶月经杯与具有吸水性的棉条不同，即便是量少的时候也不易出现插入时的疼痛感，而且可以连续使用12小时，非常适合游泳、泡温泉以及剧烈运动时使用。但是如果超出规定的使用时间会提升感染疾病的风险，一定要在适当的时间更换。

好处是

解决出游、泡温泉和游泳时的烦恼

　　即使没有过性生活经历也可以使用内置式卫生棉条，但放置的方式需要适应一段时间。建议新手们使用带有助推导管的产品，有了它就可以放心地泡温泉和游泳了，尤其适合旅行时使用。

　　月经杯是很优秀的产品，但在完全适应之前会有不适感，放入和取出时也略显麻烦，可以从小号的月经杯开始尝试。另外，还有很多人不明确阴道的位置，可以借此机会了解一下自己的外生殖器官的构造。

27

经血可以用温水或
碱水洗干净

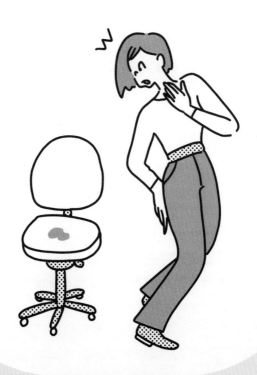

为什么？

蛋白质遇热水会发生变化

经血属于蛋白质，不尽快清洗的话蛋白质会硬化。所以一旦染上了经血需要尽快清洗干净。需要注意的是，水温过高会使蛋白质更加难以清洗。因此凉水或接近人体体温的温水是最合适的。

在无法立刻清洗的时候可以先使用纸巾吸干血液中的水分，然后用蘸湿的手帕轻轻蘸取。

好处是

准备碱水以防万一

如果经血沾到了无法整体洗涤的物体上，可以用50mL清水兑上一小勺纯碱。将碱溶液喷洒在血污处，再用干燥的毛巾擦拭干净。

碱水是常见的用于去除厨房油污的清洁用品，可以在家中常备以防万一。纯碱比小苏打的碱性更强，可以去除顽固污渍。当然也可以使用内裤专用洗衣液。特别顽固的血渍可以涂抹洗衣液后放置一会儿，更容易洗净。使用碱性洗液清洗时可以戴上橡胶手套保护手部皮肤。

28

专用保湿产品
赶走私处干燥

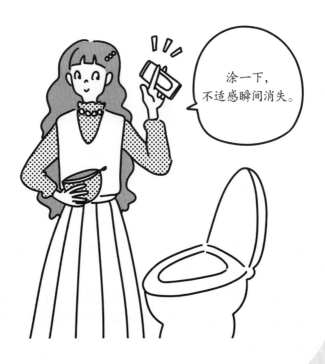

涂一下，
不适感瞬间消失。

为什么？

干燥会导致皮肤问题

干燥有可能带来私处皮肤问题。女性私处是很敏感的，可以使用专用保湿产品。

外出时想要保持外阴清洁，可以使用私处专用湿巾，也可用婴儿湿巾代替。水溶性湿巾在外出时也很方便。可以使用这种湿巾温柔地清理婴儿皮肤，所以女性的外阴也可以放心使用。

好处是

预防皮肤暗沉

做好私处皮肤保湿可以防止皮肤暗沉以及皮肤炎症造成的疼痛和瘙痒。可以日常使用护肤乳或精油进行保湿。

另外，皮肤干燥会造成瘙痒，挠痒时有可能会抓伤皮肤。但自行护理后状况依旧没有改善的话，就有可能是念珠菌等真菌感染，请到妇科咨询。

29

给阴毛做护理

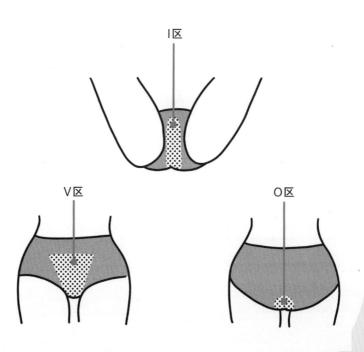

I区

V区

O区

为什么？

防止细菌滋生

在更换卫生巾时也要注意处理粘在阴毛上的经血。经血比较黏稠，容易粘在阴毛上，如不及时清理会造成细菌繁殖和皮肤问题。

使用可冲洗式马桶时可以使用女性清洁模式。外出时可以使用第81页所介绍过的私处专用湿巾。

好处是

瞬间提升舒适感

请尝试一下剔除阴毛。使用剃毛刀容易造成创伤，建议使用对皮肤伤害更小的电动除毛器。剃毛后也不要忘记涂抹润肤乳或精油进行保湿。

如果觉得麻烦可以尝试VIO脱毛。尤其是处理I区和O区的毛发可以更容易保持清洁。VIO脱毛在一些国家非常盛行，近年来有不少人在脱毛专业机构接受脱毛服务。

30

用 App 轻松记录
生理周期

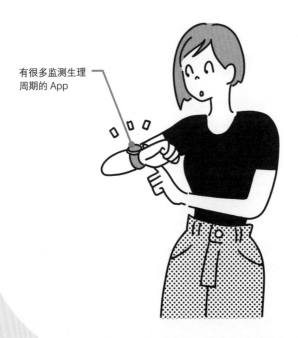

有很多监测生理
周期的 App

为什么？

了解生理周期的节奏

　　建议使用专门监测生理周期的App。以前我们会记录在笔记本上，而现在只要登录手机App，就可以确认过去的月经日期，甚至预测排卵期。把它记录下来，了解自己的生理期节奏吧。

　　有些App具有提醒服用避孕药的功能，同时还可以记录体重，提示减肥效果好的时间，也很适合备孕期使用。希望大家都能找到适合自己的App！

好处是

不要忘记随身携带体温计

　　我们还可以使用女性专用体温计记录基础体温来掌握生理周期。但是基础体温必须在每天早上起床活动前测定，多多少少还是有些麻烦的。现在有一种可以放置在内衣里或者和手表融为一体的体温计，更加便于随身携带。

　　它可以与手机App连接，在手机上进行记录。这样就可以在睡前设置好测量项目，适合不善早起的人士。这种体温计比起女性专用体温计在准确度上稍有逊色，但是在把握生理周期的节奏这一点上完全可以达到目的。

31

冲洗阴道
可以缩短经期

可以缩短经期2~3天

放松身体将前部插入阴道

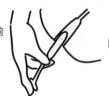

推压，使里面的清洁液进入阴道内

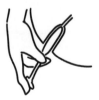

推荐姿势

弯曲一条腿

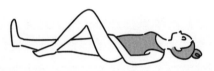

将一条腿稍微垫高

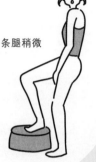

为什么？

清理残留在子宫里的经血

在月经末期经血量明显减少，这时通常是在逐渐排出阴道里的残留经血。

这时使用一次性女性清洗产品清洗阴道，可以帮助排出阴道内残留的经血，促使月经提前结束。还可以起到调节阴道内pH、消除异味、减少白带的作用。

好处是

避免月经与重要事情时间重叠

月经刚刚开始的时候，子宫内会不断排出经血，这时清洗阴道是没有意义的，而且还会增加将阴道内细菌带入子宫的风险。

有些人会在阴道出现不适感时或者性生活前后使用。但是阴道具有自洁功能，是可以保持洁净状态的。清洗阴道有可能打破菌群平衡，所以这种阴道清洗并不适合日常进行。建议仅在有重要事情时偶尔使用。

32

有重大活动时可以
服用避孕药调整
月经时间

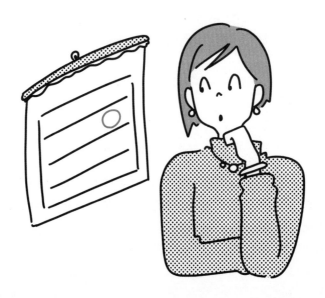

为什么？

不能被月经牵着鼻子走！

月经令人郁闷。考试、旅行等关键时刻真的不希望它到来。

满心期待的活动如果遭遇月经，恐怕就无法尽兴地参与其中了吧。这时就服用避孕药来调整一下月经时间吧！这样就无须在意月经前的不适，也不用担心经血侧漏的问题了，还可以随意挑选心仪的着装。

好处是

提前就诊，提高成功率

确定了想要避开月经的日子就及时去妇产科咨询吧！打算使月经提前，要在预定来月经的日期的一个月前，想使月经延后就提前一星期去就诊。预留时间过短有可能造成调整失败。所以一定要有充裕的提前量。

可以使用避孕药来调节月经。尽早服用的好处是活动期间就可以不用服用了。日常小剂量服用避孕药的人可以通过平时服用的药物来进行调整月经时间。

33

避孕药可以缓解
一些症状

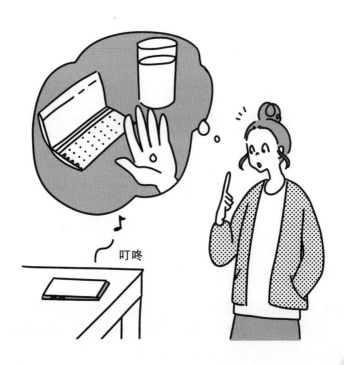

叮咚

为什么？

避孕药可缓解痛经

提到避孕药的作用，可能大家更多的是想到它的避孕功能。实际上它是一种可以治疗痛经等症状的药品。请大家一定要知道，服用避孕药不仅可以调整月经时间，还能缓解月经带来的烦躁感和疼痛。

避孕药有抑制子宫内膜增厚的作用，能减少经血量。另外由于子宫内膜变薄，在脱落时分泌出的前列腺素也会随之减少。而前列腺素会造成痛经*，因此避孕药具有减轻痛经的效果。

*在第102页有详细介绍，敬请参考。

好处是

对痤疮和皮肤粗糙同样有效

小剂量服用避孕药可以休养卵巢，平衡激素水平。因此对于激素水平变化造成的痤疮及皮肤粗糙问题同样有效。如今在日本也有能够连续服用的避孕药，可以借此减少月经次数。月经次数减少了，由月经带来的不适症状也会随之减少。

很多患者提到"以前觉得避孕药很可怕，可实际服用后感觉还是很舒服的""真的后悔没能早点知道关于避孕药的事情"。希望大家能够对避孕药拥有足够的信心。

34

使用曼月乐（避孕环）的好处

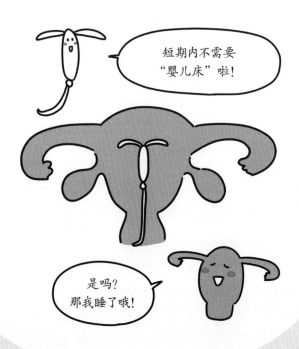

为什么？

可使月经量明显减少

曼月乐是一种放置在子宫内的释放雌激素的医疗器具。它可以让子宫内膜变薄，防止受精卵着床（成功怀孕）。子宫内膜脱落并排出体外的过程就是月经。曼月乐可以让子宫内膜变薄，减少月经量。有些人还会形成闭经状态。

2007年曼月乐在日本得到认可，最初是作为避孕器具使用的。但从2014年开始用于治疗"月经困难症""月经过多"等疾病而被广泛使用。不少患者都为了减轻月经带来的负担而对此咨询。

好处是

减少血栓风险，性价比高

曼月乐置入体内后效果可以持续长达5年，而且随时都可以去医疗机构摘除。因此从长期使用的角度来看，性价比高于避孕药。也不用担心漏服。

而且曼月乐与避孕药不同，它所释放的黄体酮对于全身造成的影响较小，所以40岁以上不适合服用避孕药的人群，吸烟者、高血压及肥胖等容易产生血栓的患者也可以放心使用。

35

冷冻卵子，有必要吗？

生育第一胎的平均年龄

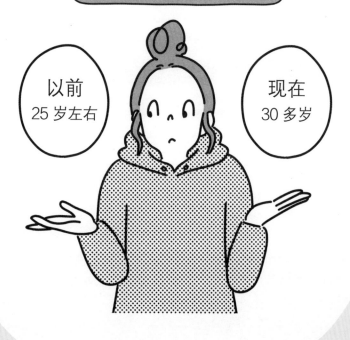

以前
25 岁左右

现在
30 多岁

为什么？

即使冻卵，很多人也不会用到

　　冷冻卵子是指将未受精的卵子冷冻起来。在将来需要怀孕的时候再将冷冻的卵子解冻用于受孕。随着女性年龄增长，卵子的质量会下降，所以很多人选择了冻卵，作为一种保险手段。

　　的确，冻卵可以成为一种在未来使用自己的卵子怀孕的选项，但是冻卵的实际使用率仅有10%左右，而且价格昂贵，还是需要谨慎考虑的。

好处是

制订人生规划时要考虑怀孕时间

　　在日本，生育第一个孩子时母亲的平均年龄已经由半世纪前的25岁左右上升到现在的30多岁。虽然现如今高龄妊娠和生产已经司空见惯，但由于年龄增长所带来的妊娠率低下是无法避免的问题。

　　冷冻卵子价格昂贵，而且不能保证可以成功怀孕。因此可以作为备用选项之一，重要的是在制订人生规划时一定要考虑怀孕时间的问题。冷冻卵子的费用：采卵15万~50万日元（7000~25000元），年度管理费5万~10万日元（约2000~5000元），使用卵子时胚胎移植费20万日元（约1万元）。冷冻卵子属于自费项目，每家诊所的价格会有所不同。实际费用请咨询医生。

36

不要无视
月经不调！

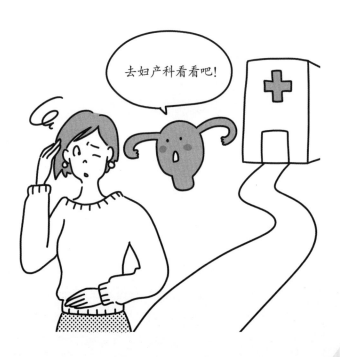

为什么？

> ## 月经带来的不良反应是
> ## 可以减轻的！

不要觉得"月经不调是自己的个性""痛经忍一下就好了"而放任不管。如果感到月经不调可以去妇产科咨询一下。

通常来说月经初潮后和闭经前的几年里较容易发生月经不调。除此之外的时期月经都会按某种规律到来。尤其是10多岁的时候出现闭经的话会对子宫的发育造成不好的影响。子宫发育状况良好才能拥有容易怀孕的子宫。因此一定要及早治疗。

好处是

> ## 妇产科医生可以帮助你
> ## 提升生活质量

不要觉得大家也都在忍受着同样的痛苦。如果在经期有所困扰，别硬扛，去妇产科看一下吧！

月经不来，痛经严重，经期难受到什么都干不了……这些常见的症状背后有可能隐藏着某些疾病。即使没有疾病，如果不适症状会影响到日常生活，那么也是可以接受治疗的。妇产科医生会理解你的病症，并一同思考解决的方案。所以不要有心理负担，放心来就诊吧。

一个世纪增加了约九倍!

前面我们提到过, 现代女性一生中经历的月经次数比起以往增加了许多。在大约100年前, 女性一生会经历50~100次的月经。但现在, 这个数字已经增长到450~500次, 也就是说在一个世纪中增加了约9倍。

为什么古时女性的月经次数那么少呢? 最直接的原因在于那时的女性通常会在十几岁时结婚, 一生中生育6~7个孩子。而当时的女性哺乳期较长, 从怀孕算起每生育一个孩子就有3~4年的时间是不来月经的。

其次, 月经初潮的时间与体重及BMI(身体质量指数)有关。身体越壮实, 月经初潮的时间就越早。古时人们的营养状态比起现在要差很多, 所以月经初潮的年龄也相对较晚。古时女性初潮年龄通常在15~16岁, 而现在基本在10~14岁。

综上所述，现代女性的月经次数大幅增加，被月经问题所困扰的时间也就随之变长了。

与子宫的相处之道

月经次数的增加意味着对子宫和卵巢的负担也在增加。子宫内膜异位症、子宫体恶性肿瘤、卵巢癌等疾病的原因都是子宫和卵巢负担过重。月经次数增加所带来的问题，不仅是经期的不适，也包括相关的疾病。

在"前言"里提到过，在古时，提到与子宫相关的烦恼，大多都是围绕怀孕、生产出现的各种突发情况。但现如今子宫给人们带来的最大的烦恼却是月经周期不稳定以及月经给生活带来的问题。也就是说人们所关注的问题点发生了巨大的变化。

除此之外，古今女性的重大差异还在于社会参与度的提升。女性进入社会工作是极好的，但由于男女身体功能的差异，也导致了诸多女性特有的健康问题。在日本，当出现像痛经这种会影响到正常工作的症状时，可以依据劳动基本法获取"月经假"。在1965年时日本女性每四人中就有一人获得该假期，但是现在的请假率却不到1%。因此，很有必要思考一下新型生活模式下女性与子宫之间的相处之道。

专题 2 | 为什么会痛经？

你知道为什么会来月经吗？

大家知道每个月都光临一次的月经是怎么一回事吗？

子宫内膜每个月都会配合排卵时间增厚，这是为了让受精后的卵子能够在柔软的子宫里顺利着床。如果卵子没有受精，那么增厚的子宫内膜就没有用了，需要脱落并排出体外。这就是医学上所说的"月经"。

痛经的罪魁祸首——"前列腺素"

造成痛经的原因大致有三。第一是由于"前列腺素"分泌过多造成发热和疼痛。子宫内膜通过分泌前列腺素来收缩并排出经血。但前列腺素分泌过剩会使子宫过度收缩，造成下腹部的疼痛。有些女性认为痛经是子宫内膜脱落时产生的痛感。但严格来说并不是这样的。第二是子宫尚未发育成熟而带来的痛经。常见于刚刚初潮的少女，以及没有生育史的女性。这种情况是由于子宫颈狭窄使得经血无法顺利流出所造成的。第三是由于着凉或压力造成的血行不畅。着凉或压力会影响血液循环，使前列腺素滞留在盆腔内，导致腹部疼痛。

在痛经严重的时候请一定要尝试一下本书所介绍的缓解疼痛的小妙招。

痛经的症状和程度因人而异。也许有些人从未经历过痛经，也有些人会疼到需要呼叫救护车。每个人的子宫都各不相同，都有各自的个性。希望大家都能找到适合自己的与子宫相处之道。

2

雌激素篇

打造健康的子宫

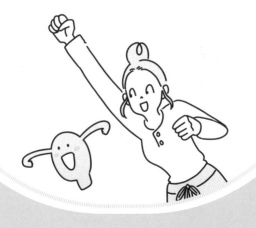

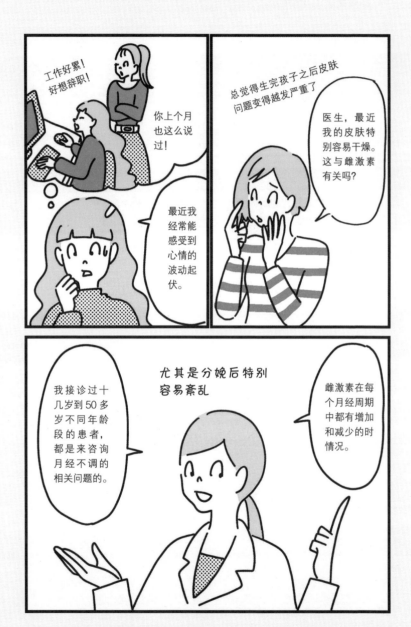

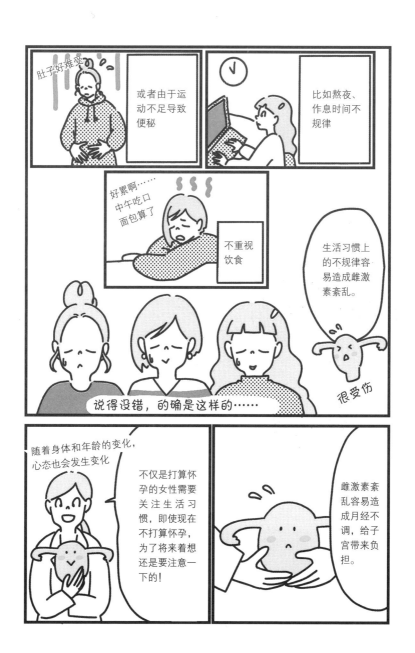

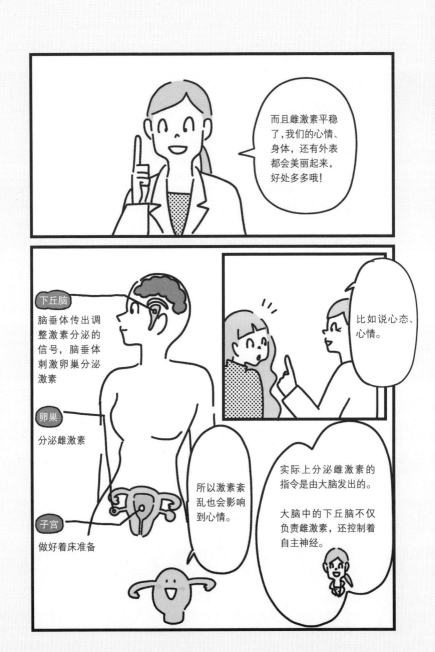

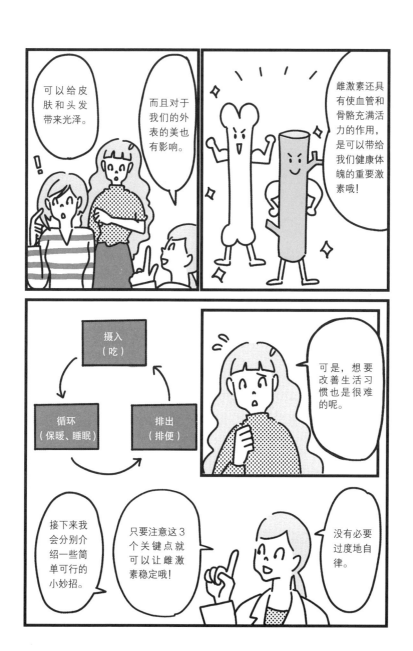

稳定的激素水平带来健康体魄

在月经篇中我介绍了在子宫最为繁忙敏感的经期该如何保养子宫。在雌激素篇将介绍如何在日常生活中保养出健康的子宫。

具体地说就是要平衡激素水平。子宫每天都会受到卵巢分泌的雌激素的影响，因此雌激素紊乱会加大对子宫的负担，导致月经周期紊乱。为了拥有健康的子宫，我们需要在日常生活中使激素稳定，并且锻炼身体以对应各种变化。

为此，我们需要重视以下三点。

这三点就是"摄入（吃）""循环（保暖、睡眠）""排出（排便）"。

首先，月经和分泌雌激素会导致某些营养流失，我们要积极地通过饮食摄入。其次，提升体温加速血液流通，使营养可以在体内得以循环。最后，在体内储存水分和营养，促进废物排出，避免水肿。最重要的就是让这三件事不断地循环起来。

接下来在第2篇中会结合以上三点介绍平衡雌激素水平的小妙招。

稳定的雌激素水平不仅可以让子宫正常运作，还可以稳定自主神经，促进胶原蛋白的合成，保持皮肤和秀发有光泽。强健我们的血管、骨骼、关节和大脑，而且还能滋润我们的内心、身体和外貌。为了获得活力四射的健康人生，请大家一定试试看！

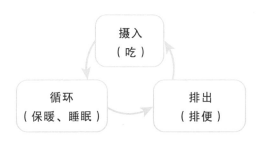

37

了解一下容易缺乏的营养元素！

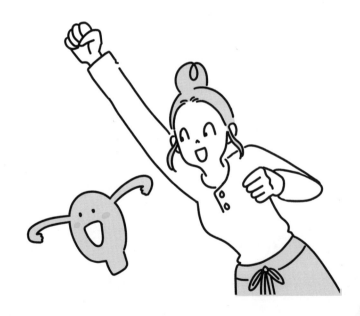

为什么？

月经周期需要很多的
营养！

为了使月经周期和雌激素水平能够稳定，我们的身体需要很多的营养元素和能量。比如生成雌激素过程中必不可少的胆固醇，补充胆固醇所需的动物性蛋白质和保持身体正常运转的维生素群等。

让我们掌握女性容易缺乏的营养元素，有意识地摄取吧！仅靠饮食很难补充的话，可以借助营养辅助食品。营养充足了，雌激素水平就能平衡了。

好处是

使身体能够应对各种
变化！

拥有能够应对变化的强健身体后，即使是月经周期中如同过山车般的短期剧烈的激素变化，我们也不会受到太大的影响。而且如果身体能够应对内部变化，那么对于气候、环境等外界变化也能够轻松适应。

尤其是很多年轻人挑食，长期营养失衡对皮肤非常不好。因此为了拥有美丽容颜也要考虑营养均衡的膳食。

38

一日三餐的饮食习惯
带来稳定的生物钟

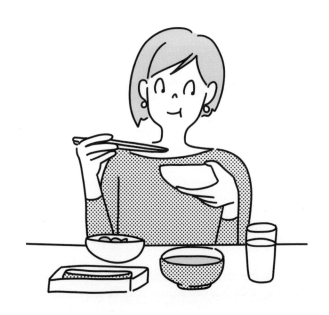

稳定生物钟周期

你经历过出国旅行时时差带来的疲惫感吗？人类的生物钟在所有的活动中都发挥着重要的作用。早晨醒来神清气爽，白天活力满满地工作，晚上享受充足的睡眠，这种张弛有度的生活节奏是拥有健康体魄的基础。

即便日常生活中很重视子宫的健康，如果生物钟紊乱，无法靠睡眠消除疲劳，白天无精打采，这样的生活也会使身体的基础功能紊乱。

好处是

早餐是节奏管理的关键

为了能够稳定生物钟，我们需要每天尽可能地沐浴朝阳，并在固定的时间起床、吃饭、睡觉。

平日里工作和学习都很繁忙，很多人会在周末睡个懒觉。但这是不好的习惯！按时吃早餐可是稳定生物钟的关键，早餐会通过刺激肠胃来影响生物钟。

所以每天一定要按时吃早餐哦！没有食欲的时候哪怕只吃一点酸奶或水果等食物也是可以的！

39

高糖的点心和
饮料要少吃

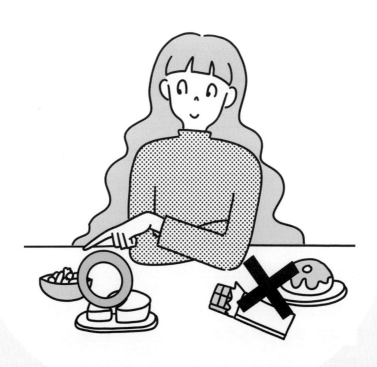

为什么？

血糖的急剧变化给激素带来坏影响！

过度摄入糖分会引起血糖变化，同时也会引发雌激素的变动。比如在餐后血糖开始下降，就容易产生强烈的困倦感和疲劳感。血糖的上升和下降就是餐后容易犯困的原因。

尤其是摄入糖分含量较高的点心或果汁后，血糖会急剧上升，在不久后又会急剧下降。这种如同过山车一般的剧烈变动就容易引起雌激素的紊乱。

好处是

防止疲劳感和倦怠感

有些人由于受到激素的影响，在月经前会食欲大增。有时忍耐反而会加重精神压力，所以这时的间食就要避免点心、果汁这种容易造成血糖上升的食物。推荐食用坚果和奶酪。特别想吃甜食的时候可以选择蜂蜜代替糖类。

不让血糖急速上升，就不易感到疲劳和产生困意。大家要有意识地控制血糖。

40

坚果是最好的
零食

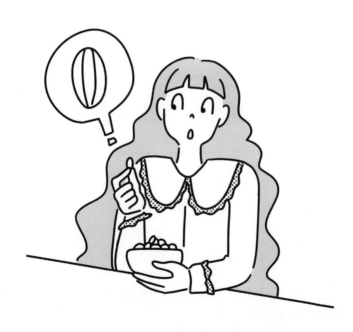

坚果是万能的健康食品

接下来再详细地介绍一下坚果。坚果类含有丰富的矿物质、蛋白质和食物纤维，可以起到净化血液的作用，而且对美容也很有益处。简直就是万能的健康食品。GI*低不易使血糖上升，而且能提升饱腹感，吃后不易饥饿。

也许大家会觉得坚果的热量很高，但是实际上坚果糖分含量低，并不易导致肥胖。

*GI：血糖指数。食用GI越低的食品后血糖上升越慢。

好处是

具有减肥和美容效果！

想要提升美容效果的话，建议大家吃富含维生素B_6的开心果，富含维生素E的杏仁，以及大量含有必需脂肪酸的核桃。

最简单的方法就是在微微感到饥饿时食用一包搭配好的混合坚果。慢慢咀嚼既可以细细感受坚果在口中释放的香味，又可以提升饱腹感。可以搭配一杯无咖啡因的花草茶一同食用。

41

远离"白色糖分",摆脱易老体质!

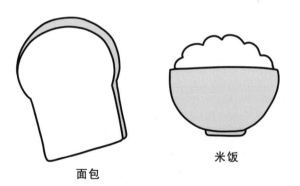

面包　　　　米饭

米饭和面包会快速提升血糖

血糖的变化会给激素带来不好的影响。大米和白面是浓缩了糖分的食物。人类的身体无法一下子代谢掉大量的糖分，血糖就会容易上升。

尤其是米饭、面包这类"白色糖分"，人体吸收快，血糖上升也很快。高血糖状态会使身体酸性化，积累AGEs（晚期糖基化终末产物）。因此不仅会提前出现斑点、细纹，还会使身体囤积脂肪，提升患动脉硬化和癌症的风险。而且高血糖还是糖尿病的病因之一，一定要注意不可过多食用。

好处是

预防生活习惯病

要尽可能地控制摄入容易升糖的高GI食物。如米饭、面包和含有白砂糖的点心等。胶原蛋白、弹性蛋白等维持肌肤年轻态的物质很容易糖化，因此AGEs的增加会导致肌肤出现斑点、暗沉和下垂等老化现象。

喜欢吃米饭的话，就把白米换成玄米，或者减少大米多加水做成白粥，吃面包就吃低GI的全麦面包……控制AGEs的积蓄量在对抗肌肤老化的同时，还可以预防癌症等生活习惯病。

42

进餐的最佳顺序：蔬菜→汤→副食→主食

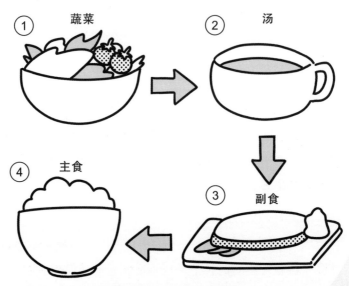

① 蔬菜　② 汤　③ 副食　④ 主食

即使想平均地每样都吃一点也要
注意这个顺序

减缓糖分吸收的速度

首先食用富含食物纤维且低热量的蔬菜，可以提升饱腹感。接下来喝汤可以稀释胃酸，然后按副食、主食的顺序进食。这样不仅可以防止吃得过多，也可以使主食中的糖分缓慢吸收，抑制血糖的快速上升。

餐后血糖急速上升，然后逐渐下降，在餐后2~3小时会出现饥饿感。因此防止餐后血糖急速上升就不会很快感到饥饿，不易吃多，还可以减少间食，同时也可以降低肥胖和糖尿病的风险。

好处是

毫无压力地减肥

很多好吃的东西升糖都快，的确会想要多吃一些。过度在意饮食结构使吃饭变得无聊的话，就会产生心理压力。但是仅仅改变进食顺序还是可以轻松做到的，不是吗？

要养成先吃蔬菜的习惯。那么在餐馆的套餐中可以选择沙拉或薯条时就毫不犹豫地选择沙拉吧。

43

豆腐、纳豆等豆制品中的蛋白质很优秀

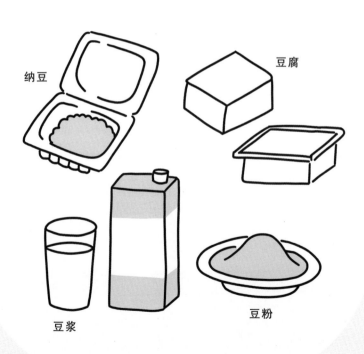

纳豆

豆腐

豆浆

豆粉

补充蛋白质可以提升
美容效果

皮肤、头发、指甲、肌肉、内脏……我们的身体中很多器官都是由蛋白质组成的。蛋白质在美容方面也是很重要的营养元素。缺乏蛋白质会使肌肉含量降低，出现皮肤和头发问题，引起思考能力和注意力下降。

蛋白质是身体必需的营养元素，必须在饮食中充分地摄取。乳制品、鸡蛋、肉、鱼当中含有的动物性蛋白质富含氨基酸。而大豆等植物性蛋白质中的脂肪含量低，富含食物纤维。因此植物性蛋白质和动物性蛋白质都要均衡摄入。

好处是

减轻更年期症状

更年期容易出现潮热、肩部僵硬、头痛等症状，这是由于雌激素的分泌量降低造成的。

大豆中所含的异黄酮可以借由肠道细菌代谢后形成雌马酚，可以起到与雌激素同样的作用。因此补充异黄酮可以缓和更年期症状。

44

每餐后的 "维 C 时间"

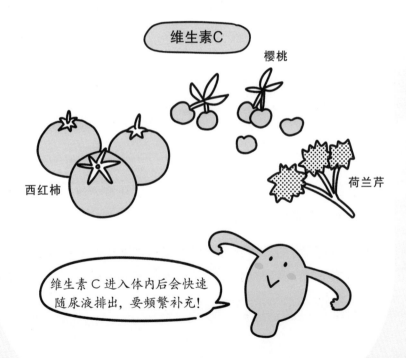

维生素C

櫻桃

西红柿

荷兰芹

维生素 C 进入体内后会快速随尿液排出，要频繁补充！

为什么？

促进胶原蛋白合成，提升皮肤弹性

维生素C不仅可以促进皮肤胶原蛋白的生成，还具有防止紫外线造成的皮肤老化，提升免疫力以及抗氧化的作用。

人类无法靠自身合成维生素C，所以必须从食物中摄取。但是维生素C不易滞留在体内，会迅速随尿液排出，所以每隔2~3小时补充一次效果会更好。

好处是

可以预防晒黑和斑点

维生素C可以抑制黑色素生成，预防晒黑和晒斑，也可以使已有的晒斑变淡，可以起到很好的美容效果。樱桃、荷兰芹、西红柿等食材中都富含维生素C，可以有意识地多吃一些。另外如果不方便通过食物补充的话，也可以直接服用维生素C。

我们可以在早餐、午餐、间食、晚餐后设置"维C时间"，养成每隔2~3小时补充一次维生素C的习惯。

45

"远离脂肪"
是种陈旧的见解

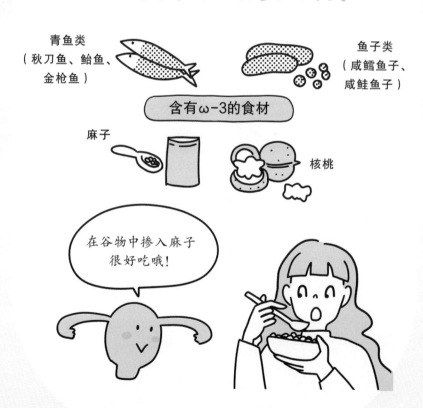

青鱼类
（秋刀鱼、鲐鱼、金枪鱼）

鱼子类
（咸鳕鱼子、咸鲑鱼子）

含有ω-3的食材

麻子

核桃

在谷物中掺入麻子很好吃哦！

脂肪是制造激素的
原材料！

油类中所含的脂肪是形成细胞膜和激素的重要材料。在一项针对日本人的研究中我们看到，摄入脂肪可以降低心肌梗死和脑卒中的风险。可见脂肪是一种重要的营养元素。

很多人为了减肥控制热量，容易将高热量的脂肪拒之门外。但实际上并不是说热量高就一定会让人变胖。重要的是要摄入好的油脂。

好处是

能摄入ω-3的
就是好油

ω-3对健康有益，是好油的代表，建议大家摄入。ω-3系脂肪酸是人类身体无法合成的必需脂肪酸，对身体非常重要。不仅可以让皮肤有光泽，对于大脑等部位的神经系统也十分有益，可以预防抑郁、炎症和过敏，还能起到净化血液的作用。

富含ω-3的食材主要是秋刀鱼、鲐鱼、金枪鱼等青鱼。除此之外，鳕鱼子和鲑鱼子等鱼子类，麻子、核桃等食品中也含有ω-3。在谷物或酸奶中掺入麻子，在吃间食时嚼点核桃都不错。

46

强大的抗氧化剂
——锌

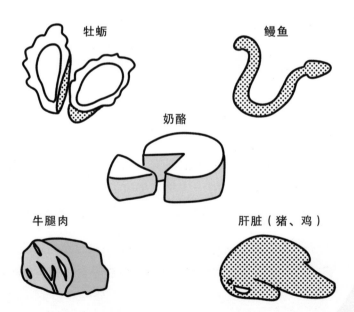

牡蛎

鳗鱼

奶酪

牛腿肉

肝脏（猪、鸡）

防止身体氧化

锌是一种大量存在于动物性食品以及全麦粉中的营养元素，它可以使体内的各种酶正常发挥作用，起到抗氧化的作用。所谓抗氧化作用就是指防止身体"生锈"（抑制氧化）。

我们的身体使用氧气制造能量。但是与此同时氧气还会使身体氧化，造成老化、皱纹、斑点以及癌症、糖尿病等生活习惯病。

提升皮肤光泽！

富含锌元素的食品有牡蛎、鳗鱼、牛腿肉、奶酪以及猪和鸡的肝脏等。建议每日锌的摄入量是成年男性11mg，成年女性8mg，孕妇10mg，哺乳期12mg。需要注意的是加工类食品和精制的谷物中的锌含量很低。

锌是皮肤进行正常的细胞分化所需的重要矿物质。缺锌容易导致湿疹等皮肤问题以及脱发、伤口不愈合等症状。因此要注意补锌。

47

优先保暖腹部

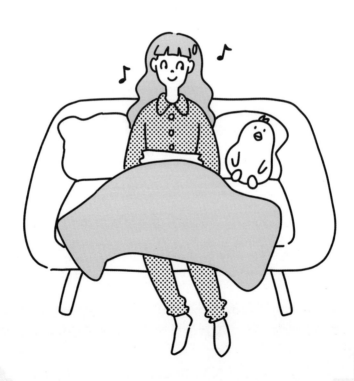

腹部有很多重要脏器

血液流通不畅就会造成身体寒凉。血液通过传导热量调节体温，以及向各脏器运输氧气和营养，回收二氧化碳和废物。内脏着凉就无法正常分泌雌激素。同时触摸腋下和腹部，如果觉得腹部体温较低，那么就该考虑内脏有些寒凉了。

女性相比男性更容易患"末端寒症"，这是因为女性身体肌肉含量相对较低，不易将血液传导至末端。另外经期时热量会随水分排出体外，身体就更容易感到寒凉。

促进血液流通有助于激素稳定

在注意不着凉的同时还要有意识地给身体保暖。身体暖和了，体内血液循环才会得以改善。可以将吃进来的营养有效地运输到身体各部位，激素也会平稳起来。使用围腰、盖毯，优先给腹部保暖吧。无论在家还是在办公室都可以使用。

使用普通盖毯依旧觉得冷的话，可使用具有加热功能的盖毯。除了通过普通电源加热的类型外，通过USB加热的盖毯在职场中也很受欢迎。

48

用不含咖啡因的花草茶温暖身心

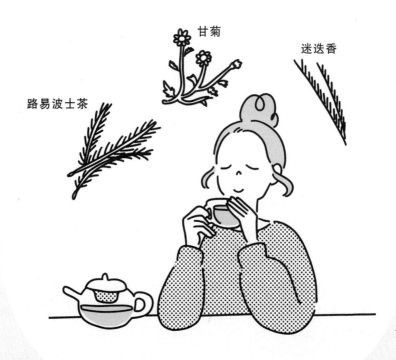

甘菊

迷迭香

路易波士茶

为什么？

咖啡因是寒凉的根源

给身体保暖时建议饮用不含咖啡因的饮品。咖啡因具有提神作用，会使中枢神经兴奋，消耗身体。

而且还会加重胃和肝脏的负担，因此不适合需要慢慢温暖身体时饮用。

有效温暖身体的代表性饮品是茶。很多花草茶中不含咖啡因，值得一试。

好处是

暖身的同时享受茶香

甘菊、路易波士茶、迷迭香等花草茶不含咖啡因，而且香气诱人，很适合刚刚开始接触花草茶的人士饮用。还可以加入柠檬或蜂蜜，调制成自己喜欢的味道。

在日本，除了西医以外大家还很相信中医。同样地，在某些国家人们也很相信花草疗法。但是即便如此也不要期待花草茶可以具备药物的疗效而过度饮用。慢慢地享受茶香与茶味，还可以起到放松精神的作用呢。

49

中药也是不错的选择

中药有很多种

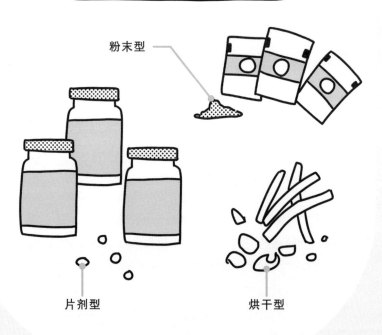

粉末型

片剂型

烘干型

为什么？

有些中药对治疗妇科疾病非常有效

中药是选取多种自然界生长的植物和矿物进行搭配组合而成的药物，并且在治疗痛经、经前综合征以及更年期综合征等领域被广泛使用。

所谓妇科三大中药是指当归芍药散、桂枝茯苓丸和加味逍遥散。除此之外还有很多种中药，可以根据自己的体质选择。

好处是

用温水服用提升暖身效果

中药可以调节很多西药无法改善的症状。需要保暖时可以用温水服用。常有人抱怨中药太苦难以下咽。其实不同的中药味道也不同，在选择时也可以考虑一下口味的因素，选择适合自己的药方。

市面上也有片剂型中药，可以咨询医师。比起避孕药，中药见效较慢，通常需要连续服用2~3个月。

50

生姜和大蒜
果然厉害！

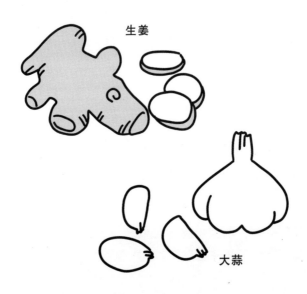

生姜

大蒜

可以有效促进血液循环

生姜中所含有的姜辣素等成分可以促进血液循环和发汗。据报告显示，做菜时放入生姜不仅可以去除腥味，还可以起到抗菌、止吐、防止胃溃疡及镇痛等作用*。自古就被用于改善孕吐症状。

建议在经期服用姜茶，可以温暖身体，减轻烦躁症状，正可谓一箭双雕。

*Semwal R B, et al. Gingerols and shogaols:Important nutraceutical principles from ginger. Phytochemistry. 2015 Sep; 117: 554-568.

好处是

可以有效预防感冒

大蒜可以起到净化血液、杀菌以及降低胆固醇和中性脂肪的效果*，使血液循环畅通，温暖身体，是传统的用于预防感冒和感染的食物。

吃生大蒜可以有效地预防感冒。加热后，大蒜中的蒜素含量会降低，影响效果。建议切成薄片或者做成蒜泥食用。

*Ellen T. 2005. Health Effects of Garlic. Am Fam Physician. 2005; 72
（1）：03-106.

51

零点前入睡，保证 7~8 小时睡眠

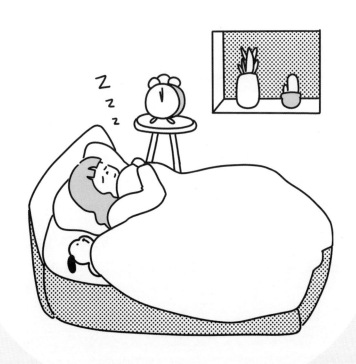

为什么？

睡眠不足会影响心理状态

睡眠不足会使大脑中的血清素减少，不仅让人萎靡不振，还会产生郁闷、烦躁和抑郁感。

充足的睡眠是身心健康的重要保证。据报告显示，人的睡眠时间在7~8小时时抑郁程度最低，睡眠时间越短造成抑郁症的风险越高*。如果觉得自己睡眠不足的话，就要有意识地确保7~8小时的睡眠了。

*Zhai L, et al. SLEEP DURATION AND DEPRESSION AMONG ADULTS: A META-ANALYSIS OF PROSPECTIVE STUDIES. Depress Anxiety. 2015; 32(9): 664-670.

好处是

优质睡眠使身体分泌"返老还童激素"

生长激素被称为返老还童激素，其分泌量会在进入睡眠后90分钟达到顶峰。为了在睡眠最初的90分钟里可以进入深度睡眠，建议大家避免在睡前看手机和电视。每天早上在一定的时间起床对于我们的心理很有好处，因此可以从起床时间逆推就寝时间。

另外，褪黑素也可以促进分泌生长激素，凌晨1~3点是褪黑素大量分泌的时间，一定要在这个时间进入深度睡眠。最理想的是零点前就寝，并保证7小时以上的睡眠时间。

52

沐浴晨光！

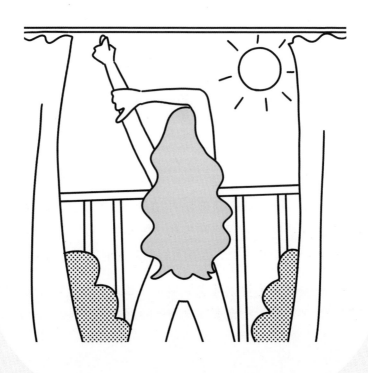

褪黑素可以提升睡眠质量

褪黑素对于优质睡眠极其重要。睡醒后经过14~16小时，身体会再次发布指令分泌褪黑素。

早晨沐浴阳光，可以激活生物钟，使生物钟开始运转。因此在早上沐浴晨光可以让身体在晚上刚刚好的时间分泌出大量的褪黑素，使体温降低，感到困意，将身体调整为适合休息的状态。

抗氧化作用可以防止身体老化

褪黑素是近年来引人注目的一种激素。它除了具有催眠作用外，还具有抗氧化作用，可以促进细胞的新陈代谢，能有效抗衰老和预防疾病。

晒太阳可以促进夜间分泌更多的褪黑素。建议大家不仅在早上，在白天也要尽可能地晒太阳。在白天晒太阳可以使身体分泌血清素，有了足够的血清素，在夜晚就可以分泌出褪黑素了。这样一来睡眠和醒来的节奏变得规律，睡眠质量得到提升，整个人都变得元气满满。

53

卧室要暗！

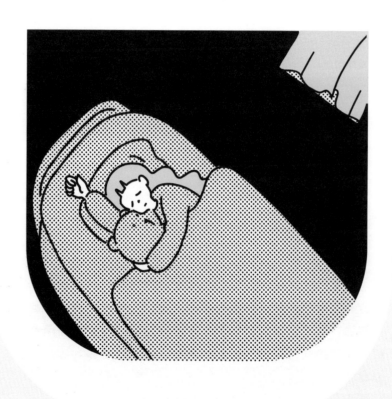

为什么？

光线刺激会使睡眠变浅

光线刺激会使促进睡眠的褪黑素减少，导致睡眠变浅。色温低、暖色系的灯光对身体的影响较小，因此建议卧室选择琥珀色系的灯光。相反地，色温高的寒色系灯光会扰乱体内生物钟，不建议使用。

在日常生活中我们要尤其注意智能手机、电视、游戏机以及电脑这些会释放蓝光的电器。在睡前要尽量避免使用，必须使用时要调整至夜间模式。

好处是

提升睡眠质量

黑暗的卧室可以有效提升睡眠质量。如果在黑暗中实在无法睡着，那就尽量将照明灯的数量减到最少吧。

可以使用间接照明，也可以选择具备定时自动关闭功能或人体感应功能的照明器材。在睡眠过程中光线会刺激大脑，降低睡眠质量。因此选择遮光效果好的窗帘也很有必要。

54

就寝前 2~3 小时
搞定沐浴和晚餐

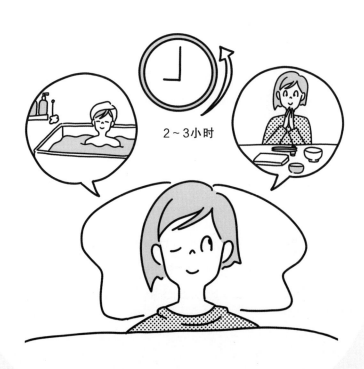

2~3小时

可以促进血液循环，更易入睡

体温下降会使人产生困意。睡前2~3小时沐浴可以促进血液循环，准备睡觉时体温刚好下降到合适的温度，更容易入睡。

同时还要注意晚餐的时间。进食后胃开始分泌胃酸，2~3小时后胃里的食物逐渐排空，胃酸停止分泌。胃排空后可以舒服地进入睡眠。相反地如果在此前就寝，到了第二天早上胃里还有尚未消化的食物残留，就容易造成胃灼烧和胃溃疡。因此要避免饭后直接睡觉。

好处是

有效消除水肿

沐浴不仅可以使血液循环畅通，帮助身体将垃圾和导致疲劳的物质排出体外，还可以通过血液将氧气和营养元素传送到身体各个部位，使身体舒爽，缓解疲劳。

而且入浴后身体温热，在体温逐渐下降的过程中可以让我们轻松入睡，获得高质量睡眠。同时可以排出体内的多余水分，消除水肿。

55

充足的水分
带来优质睡眠

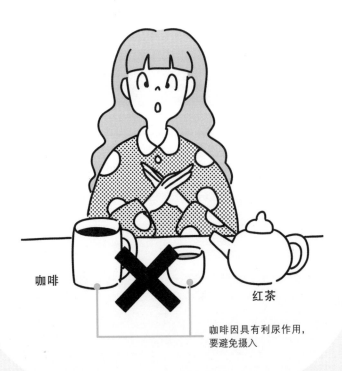

咖啡

红茶

咖啡因具有利尿作用，
要避免摄入

为什么？

最好在就寝前一小时喝
一杯水

人体通过排出体内热量获得高质量的睡眠，因此在每晚的睡眠中会排出100mL左右的汗液。如果此时身体缺水，就无法有效地通过排汗调整体温，造成睡眠过程中持续脱水的状态，影响睡眠质量。

睡眠过程中持续的脱水状态会提升血液浓度，导致体内垃圾滞留，疲劳感难以缓解。因此建议大家在睡前一小时喝一杯水。饮用温水效果更好。

好处是

控制水分，缓解水肿

在预防身体缺水的同时还要注意不要在睡前过度饮水。这不仅会增加起夜的次数，还容易造成腿部水肿。因此一定要在睡前排尿。也可以轻轻按压或按摩膝盖后侧和腹股沟，这样可以避免水分滞留在腿部。

另外晚餐摄入过多的盐分或者食用口味偏重的食物会导致口渴，进而过度饮水。因此晚餐要注意控盐。

56

有氧运动
让你睡得香

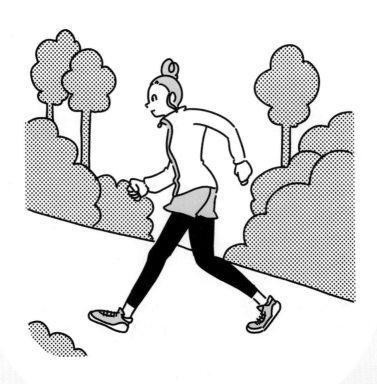

舒缓压力，轻松入睡！

适度的有氧运动可以让我们更轻松地入睡，同时减少睡眠过程中醒来的次数。

运动可以使大脑分泌具有安神作用的血清素、内啡肽和多巴胺。这些物质可以缓解精神压力，使人变得积极。

尤其是有节奏的运动可以分泌更多的血清素，可以进行健步走这类具有一定节奏的运动。

好处是

从简单的运动起步更容易坚持

可以试着在上班路上走得比平时快一些，选择走楼梯或者多走一站地。开车上班的话，可以在天气好的日子改骑一天自行车。

建议在早晨运动。早上做些轻度有氧运动可以沐浴晨光，促进分泌褪黑素，让自己在晚上睡得更香。同时血清素的增加也可以稳定情绪，预防抑郁症。

57

排出体内垃圾

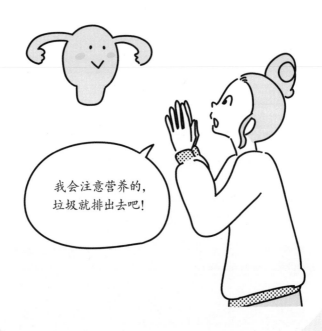

我会注意营养的，
垃圾就排出去吧！

身体会为了怀孕而储备营养

女性身体有月经周期，激素会在体内储备营养，以备怀孕时使用。

有时会造成无法将体内的垃圾顺利排出的问题或者水肿。月经前到经期容易水肿就是这个原因造成的。

这是人类的一种强大的本能，以便在母体营养不良的情况下依旧可以孕育新的生命。在摄入营养充分的条件下会优先进行体内的周期循环。

好处是

外表和心情都美美的

肠内环境与自主神经有着密切的关系。肠道内有有益菌、致病菌和中性菌，并保持着相对平衡的状态。

肠道菌群平衡会使自主神经平稳，进而带来雌激素的良好状态，使我们的外表和心情都美美的。

而且良好的肠内环境不仅可以防止出现肥胖和皮肤问题，还能提高免疫力，真是好处多多呀！

58

每天喝 2L 水！

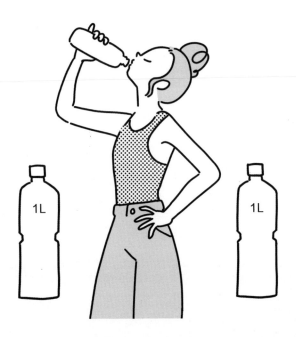

水循环是最自然的排毒方式

人体的70%由水组成，我们的身体不能缺少水分。想要使体内的垃圾能够顺利排出，就需要有足够的水分使其循环起来。

摄入充足的水分，使垃圾不断排出体外，才可以拥有健康的体魄。只要注意控盐，即使喝很多的水也不用担心水肿。

水分摄入不足，身体就会在不知不觉间囤积垃圾，导致疲劳。

好处是

防止腹部脂肪囤积和皮肤粗糙

摄入充足的水分还可以改善小肚子和皮肤粗糙。养成多喝水的习惯，就从早晨起床后喝一杯水开始吧。用餐时、两餐之间、运动时都要注意补充水分。

当你感到口渴时，其实你的身体早就已经处于缺水的状态了。因此要在感到口渴之前补水，尽量做到每天喝2L水。但是运动饮料中含有大量的糖分，要避免过多摄入。

59

留出 8 小时的
空腹时间

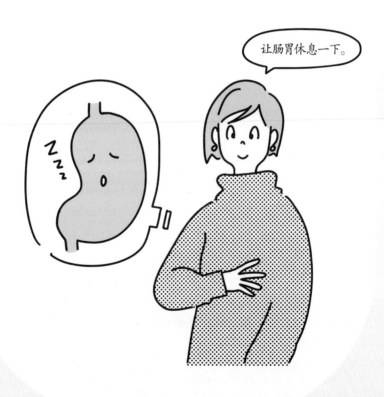

让肠胃休息一下。

为什么？

给肠胃减负

油腻的食物和酒精会给肠胃增加负担。感觉胃不舒服时可以试着断食8小时给肠胃创造一个休息时间。这样可以恢复消化功能，改善排便，也可以促进分泌返老还童激素（生长激素）。

在断食期间要注意通过饮用水或茶来补充水分。可以用好消化的果蔬泥代替正餐。断食后容易感到饥饿，注意不要吃得太多。

好处是

肠道得以休息和放松

在断食过程中可以通过按摩促进肠道血液流通，促进肠蠕动。当然非断食期按摩腹部也同样有效。

揉按腹部是最简单的按摩方法。用力按压并以画圈的手法按摩腰腹部，可以直接刺激肠道。希望大家都能养成按摩腹部的好习惯。

60

橄榄油是医疗界公认的健康食品

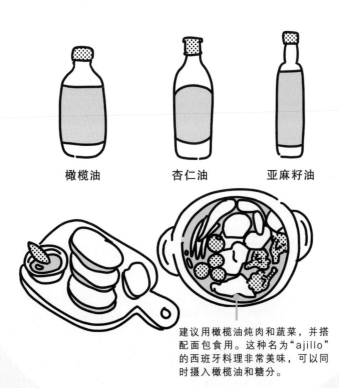

橄榄油　　　　杏仁油　　　　亚麻籽油

建议用橄榄油炖肉和蔬菜，并搭配面包食用。这种名为"ajillo"的西班牙料理非常美味，可以同时摄入橄榄油和糖分。

为什么？

对消除便秘有很好的
效果

自古以来橄榄油就被用于治疗便秘。橄榄油进入肠道后可以起到润滑的作用，具有良好的促进排便的功效。

橄榄油中所含的油酸可以降低坏胆固醇，非常利于健康。

杏仁油和亚麻籽油等天然油类也具有此效果，对肠道温和，也很适合孕妇食用。

好处是

可以控制血糖

橄榄油可以温和地缓解便秘。但是食用过多会导致腹泻，因此要注意控制摄入量。

橄榄油和糖分一同食用，可以有效控制餐后血糖上升。因此可以用面包蘸着吃，也可以用来炖肉和蔬菜。

橄榄油中所含的多酚可以降低坏胆固醇。

61

锻炼腹肌，提升排便力

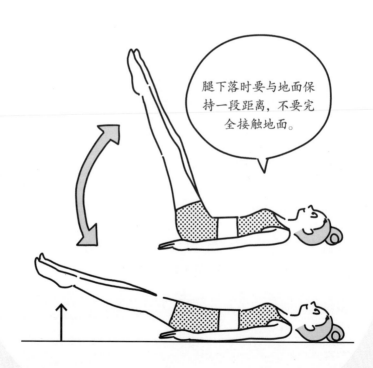

腿下落时要与地面保持一段距离，不要完全接触地面。

有助顺利排便

腹部肌肉力量不足是造成便秘的原因之一。身体肌肉含量低、腹肌无力者容易便秘。

而且随着年龄的增长腹部肌肉力量会变弱,因此,中老年人更容易发生便秘。

锻炼腹肌可以提升憋足气时腹部的力量和排便力,改善小肚子。而且锻炼腹肌的同时也会刺激大肠,改善排便情况。

好处是

锻炼腹肌的同时改善体态

建议大家做仰卧状态下反复升降双腿的运动来锻炼腹肌。注意落腿时不要完全落地,保持在地面上方悬空一段时间,这样可以给予腹肌充分的锻炼。

另一种运动是坐着,反复左右扭转腰部。扭转腰部可以刺激肠道,改善便秘,而且这些运动还具有改善体态的效果。

62

小心刺激型泻药

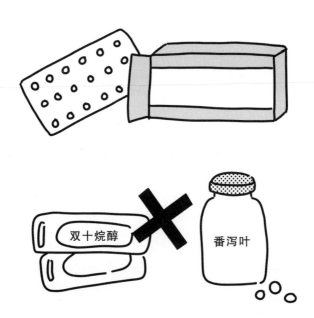

双十烷醇 ✕ 番泻叶

有时会药力过强

有些便秘患者会长期服用泻药。但要注意的是，药效因人而异，要避免服用药劲过强的泻药。

在泻药的成分表中如果含有番泻叶、双十烷醇等成分就属于刺激型泻药，是通过刺激肠黏膜来促进排便的。某些患者服用这些成分后反应强烈，只服用一次就会造成腹泻。

另外，长期服用刺激型泻药是会逐渐失去药效的，因此有些患者会说泻药会让人"上瘾"。

好处是

服用中药来降低肠道虚弱风险

市面上常见的治疗便秘的药物都属刺激型泻药。除刺激型泻药外，还有很多适合长期服用的泻药，如膨胀型泻药、渗透型泻药以及中药等。刺激型泻药会使肠道虚弱，不适合长期服用，建议服用其他种类。

持续便秘，需要频繁服用泻药，同时还伴有腹痛的话就去内科就诊吧。医生会针对你的症状给出最合理的治疗方案。

雌激素可以大致分为两种

你知道什么是激素吗？生长激素、胰岛素、肾上腺素等，我想大家并不陌生吧。

激素是调节身体各项功能的化学物质。即便是少量，也会起到很大的作用。实际上我们体内的激素量是很少的。就好比将50米长的游泳池灌满水后加入了一勺的激素。

目前已经发现的人类体内的激素有100种以上。其中对于女性身体有着重要作用的是雌激素和黄体酮两种。

它们分别负责着"打造美丽健康体魄"和"备孕及维持妊娠"两大任务。

实际上雌激素的分泌指令是由大脑发出的。大脑可以控制自主神经和情感。雌激素的状态会直接影响女性的心情。

所以本书也会介绍一些放松心情、减轻压力的小秘诀。

雌激素的作用 打造美丽健康体魄的激素	黄体酮的作用 备孕及维持妊娠的激素
使子宫内膜增厚，为怀孕做准备	为怀孕助力
保持肌肤水润	令血糖平稳
让头发更有光泽	在体内积攒足够的水分和营养
令人心情舒畅	促进皮脂分泌
提高记忆力	促进食欲
强健骨骼和血管	使人产生困意
促进代谢，预防肥胖	让人产生烦躁感、郁闷感

专题 4 雌激素的平衡是关键

子宫容易受到激素的影响

雌激素的分泌量会随着月经周期不断变化。经期雌激素和黄体酮水平都很低，月经结束后为了准备排卵，雌激素会上升。排卵后雌激素达到顶峰并开始减少，同时黄体酮开始增加。随后黄体酮迎来峰值，随着下次月经临近，二者都会继续降低。

一旦激素失去平衡，月经周期也会变得不规律，子宫也会受到影响。有时甚至会出现月经不调。可见激素紊乱会给子宫带来不小的负担。

子宫非常容易受到雌激素的影响，所以我们更要打造一个能够适应身体内部变化和外部变化的强壮体魄。请大家一定要尝试一下在本书第2篇里所介绍的妙招。

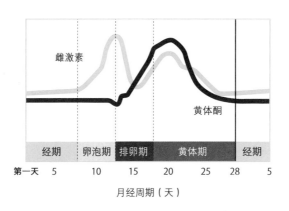

雌激素

黄体酮

| 经期 | 卵泡期 | 排卵期 | 黄体期 | 经期 |

第一天 5 10 15 20 25 28 5

月经周期（天）

对心情、身体、外表都有重要作用

雌激素会按照一定的周期调整分泌量，以保证我们的身心都处于健康的状态。而且雌激素的作用不仅体现在我们的子宫、阴道、乳房等器官。在保护骨骼、大脑、心血管、皮肤、关节、肌肉、自主神经及免疫功能方面也发挥着作用，保护着我们的身体。

另外，雌激素的作用会随着年龄的变化发生改变。

在雌激素最为活跃的性成熟期，在被其保护的同时，女性身体也容易出现月经问题以及女性特有的癌症。闭经后，雌激素分泌量持续走低，会提升患生活习惯病的风险。

想要管理好自己的雌激素，我们就要有意识地根据自己的年龄和人生阶段找到当下适合自己的方法。

3

呵护身体篇

保护子宫享受爱

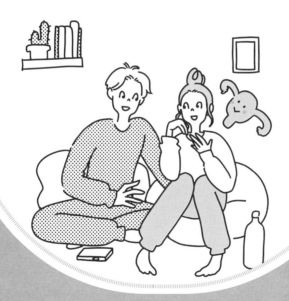

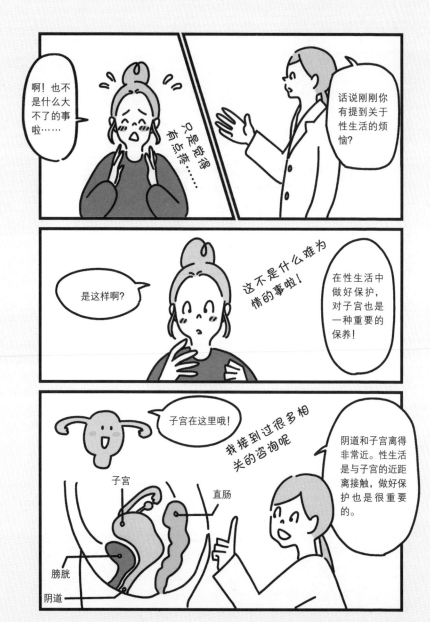

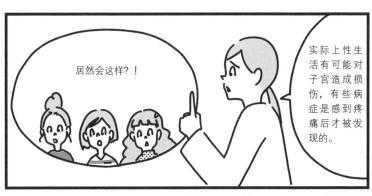

居然会这样?！

实际上性生活有可能对子宫造成损伤,有些病症是感到疼痛后才被发现的。

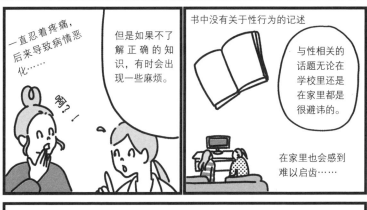

一直忍着疼痛,后来导致病情恶化……

但是如果不了解正确的知识,有时会出现一些麻烦。

书中没有关于性行为的记述

与性相关的话题无论在学校里还是在家里都是很避讳的。

在家里也会感到难以启齿……

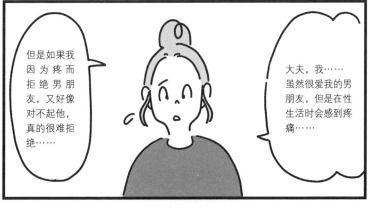

但是如果我因为疼而拒绝男朋友,又好像对不起他,真的很难拒绝……

大夫,我……虽然很爱我的男朋友,但是在性生活时会感到疼痛……

呵护身体篇
保护子宫享受爱

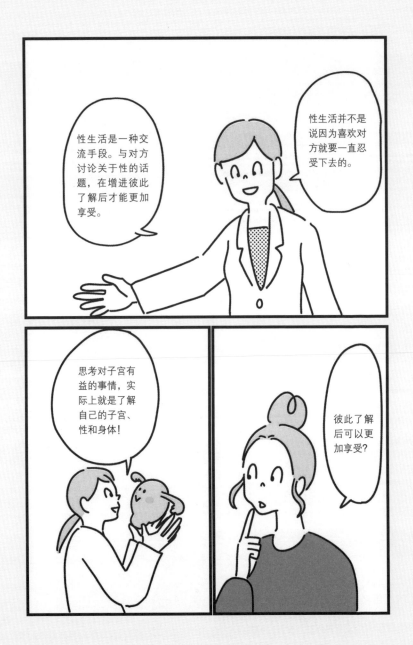

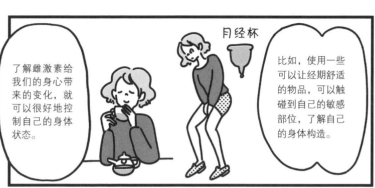

了解雌激素给我们的身心带来的变化，就可以很好地控制自己的身体状态。

月经杯

比如，使用一些可以让经期舒适的物品，可以触碰到自己的敏感部位，了解自己的身体构造。

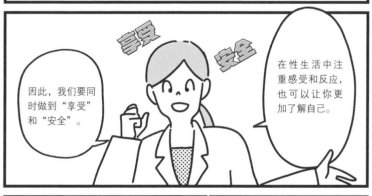

享受

安全

因此，我们要同时做到"享受"和"安全"。

在性生活中注重感受和反应，也可以让你更加了解自己。

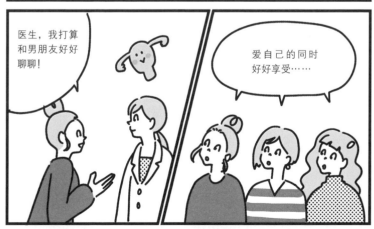

医生，我打算和男朋友好好聊聊！

爱自己的同时好好享受……

性生活的烦恼是禁忌话题吗？

在思考那些对子宫有益的事时，我们首先会想到第1篇中介绍的在经期如何保护子宫，以及第2篇所提到的关于如何保持子宫健康的方法。作为一名妇产科医生，很多患者向我倾诉过自己的烦恼。所以我认为必须要讲一下那些关于性生活的事情。子宫是以怀孕为目的的器官，与阴道相邻，所以性生活与子宫也是关系密切的。

实际上，由于性生活使子宫或阴道受损，或在性生活时感到疼痛而发现的子宫疾病的案例非常多。性生活会与子宫有近距离的接触，希望大家能知道该如何保护子宫。

另一方面，在思考对子宫有益的事情的同时我们也不能只关注"安全"。因为"享受"也同样重要。充实的性生活可以延迟闭经，使雌激素充满活力。

也许有些朋友对于性知识和性趣具有禁忌意识。一般来说即便在家里，关于性的话题也很难以启齿，很少有父母会教给孩子性知识。而正是由于接触得少，才使很多人产生了"关于性的话题是禁忌"的认识吧。

一旦认定与性有关的话题是禁忌，那么获取正确的性知识的机会就会减少。这也意味着你将失去一次了解自己、肯定自己的重要机会，因为性知识是有关你自己身体的知识，性反应也是你自身的一种反应。

在第3篇里，我会介绍一些保护子宫的窍门，以及如何通过性生活了解自己，在避免风险的同时享受性生活带来的乐趣。作为一名妇产科医生，我希望大家能够发现适合自己的性生活模式，加深对女性性器官的认识和理解，积极地接收性知识。

63

沟通——
为了彼此的满足

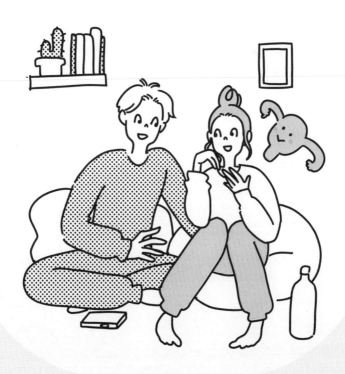

为什么？

认真的举止体现对他（她）的重视

在妇产科的接诊过程中我遗憾地发现有一些患者是在发现怀孕时才开始认真思考避孕的重要性的。**女性每个月都会来月经，在怀孕这件事情上的意识必然要高于男性。但是怀孕对于男女双方都是人生中的大事，双方都应该认真地思考一下。**

性生活是伴侣间的一种交流手段，性行为是彼此触碰重要部位的行为。认真地对待伴侣，提升彼此的信任感，可以带来更为充实的性生活。

好处是

说"不"，提升彼此的信任度

2020年日本做过一项关于"性生活目的"的调查报告*，男性答案的前三名是"为了满足性快感""为了表达爱意""为了交流"。女性答案的前三名是"为了表达爱意""为了交流""出于对方的要求"。由此我们可以看出在性爱方面男女意识上的差别。

性生活的目的没有好坏之分。但是在这一问题上男女的想法存在差异，这是不争的事实。重要的是在性生活方面不要强加于对方，同时，也不要随波逐流。

*日本性事调查2020，一般社团法人日本家族计划协会。

64

疼痛是
可以避免的!

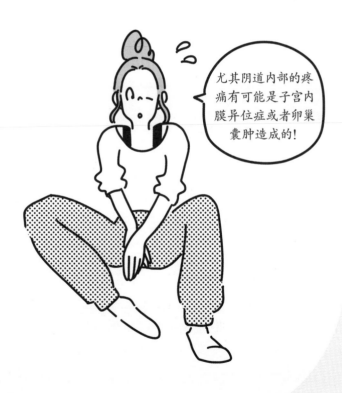

尤其阴道内部的疼痛有可能是子宫内膜异位症或者卵巢囊肿造成的!

为什么？

摩擦可能是造成疼痛的
原因之一

有很多女性在性生活中感到疼痛，但由于难以启齿而一直忍着。阴道内的摩擦是比较常见的造成疼痛的原因。如果感到干燥可以使用专用的润滑剂。这种润滑剂的酸碱度合理，不添加香料，可以避免阴道炎症，使用起来比较放心。

另外，子宫内膜异位症、卵巢囊肿以及子宫肌瘤等疾病也可能造成疼痛。如果痛点位于阴道深处，或者使用润滑剂也无法解决疼痛时，就请到妇科检查一下是否患有子宫或卵巢的疾病吧。

好处是

润滑剂可以提升快感

很多人表示使用润滑剂可以提升快感，请不妨尝试一下。强烈的摩擦不仅会带来疼痛，也可能对阴道造成损伤。即使是很小的伤口，也有可能造成性感染症，而性感染症是不孕症的病因之一。所以这种痛也许并不会忍一时风平浪静。

女性每日的身体状况不同，可能会造成性生活时私处的湿润度有所差异，但不够湿润并不是疾病，请放心地使用润滑剂吧。有意识地保持"湿润"也是有很多好处的。

65

不要让
子宫冒险！

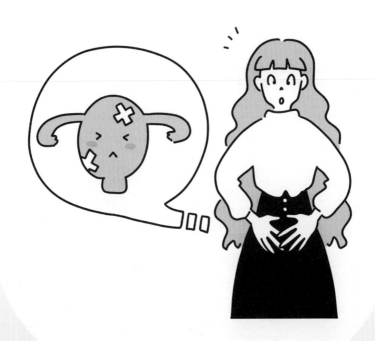

为什么？

不要轻视疼痛！

子宫和阴道比我们想象中的更容易受到伤害。在前面的内容中曾提到，即便是很小的伤口也可能导致性感染症和不孕症，需要特别注意。而为了避免受到伤害，我们就要注意保持"湿润"。

除此之外，由于剧烈的行为导致疼痛时请对伴侣说"不"。在性生活过程中，动作要尽可能轻柔，避免造成疼痛。选择慢节奏的音乐，也许可以放缓节奏。

好处是

放松带来信任和快感

在感到害怕和紧张时身体会变得僵硬，难以湿润。有报告显示，双方未达成一致的性行为造成受伤的风险是正常情况下的20倍*。正由于是使用敏感部位进行的行为，所以才更需要在身体放松时，并在彼此拥有一定的信任关系的基础上进行。人会通过身体和心灵两方面去体验快感。只有放松下来，才可以让心灵获得满足，获得充实的性爱。

*Catherine Lincoln, et al. 2013. Macroscopically detected female genital injury after consensual and non-consensual vaginal penetration: a prospective comparison study. J Forensic Leg Med. Oct; 20(7): 884–901.

66

经期可以
同房吗？

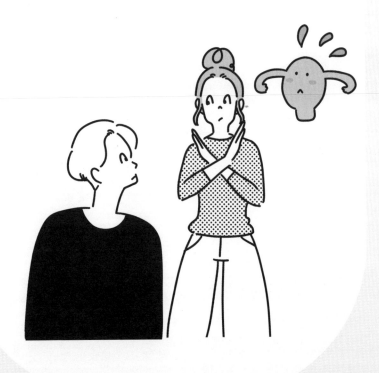

为什么？

经期性行为存在风险！

月经期间阴道和子宫都处于相对敏感的状态，比较容易受伤和感染。而且月经期间的性行为会使血液从子宫逆流至腹腔，提升子宫内膜异位症的患病风险。

月经期间，尤其是经血量较多的日子还是避免性行为吧。如果有约会的计划或是遇上纪念日，实在无法避免的话就提前前往妇产科咨询，通过服用避孕药来调整月经的日期吧。

好处是

让伴侣理解月经这件事

跟伴侣说一下经期性行为的风险吧！也可以换个心情，考虑一下用其他的方式享受二人时光。

建议大家在给伴侣解释经期性行为风险的同时，也说一下月经周期给女性身体状态带来的变化。能将月经的痛苦和相关事宜分享给他的机会可不多。注意转换话题时要自然。可以借此机会让他们理解月经周期给女性带来的心情起伏以及身体上的疲倦。如果不好意思直接表达，也可以和他分享一下月经周期App。

67

锻炼盆底肌，
收获子宫的活力
与快感

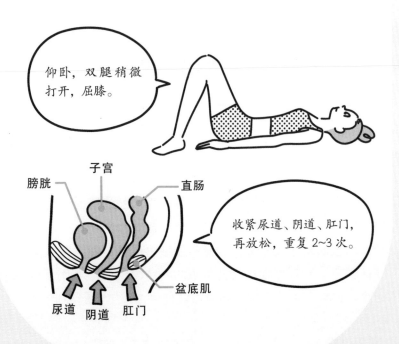

仰卧，双腿稍微打开，屈膝。

子宫

膀胱

直肠

收紧尿道、阴道、肛门，再放松，重复2~3次。

盆底肌

尿道　阴道　肛门

为什么？

活动骨盆周围的肌肉

盆底肌指的是骨盆底部的肌肉，起到使膀胱、子宫、直肠这些位于骨盆里的器官保持在正确位置的作用。盆底肌操可以收紧尿道、阴道、肛门附近的肌肉。有报告显示，经常锻炼盆底肌除了可以防止内脏下垂之外，还可以提升性敏感度，更容易感受性高潮*。

锻炼盆底肌可以促进血液循环，在性行为时更容易湿润，改善疼痛，还可以预防和改善产后漏尿。

*Virginia Pianessole Piassarolli, et al. Pelvic floor muscle training in female sexual dysfunctions. Rev Bras Ginecol Obstet. 2010 May; 32（5）: 234-240.

好处是

更易获得快感

刚开始还没有适应盆底肌操的时候，可以以仰卧的姿势找到收紧肌肉的感觉。可以想象憋尿时的感觉。一旦适应了，无论是站立还是坐着都可以做这个训练。和所有的肌肉练习一样，不会立竿见影，但是坚持下去效果就会逐渐显现。

如果不确定自己的锻炼效果，也可以试试锻炼阴道的小器械。

68

"大姨妈"没有如约而至，先用验孕棒检测一下吧

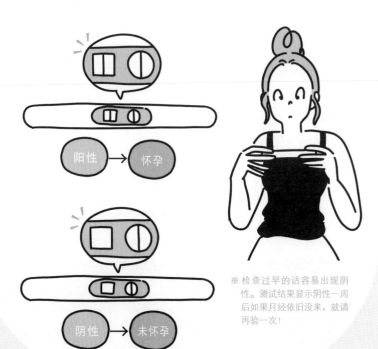

阳性 → 怀孕

阴性 → 未怀孕

※ 检查过早的话容易出现阴性。测试结果显示阴性一周后如果月经依旧没来，就请再验一次！

药房有售的验孕棒效果就很好

一向规律的月经突然延期，真的会吓一跳呢。这种时候首先去药房购买验孕棒来测试一下吧！如果怀孕，在性行为后的3~4周时可以显现阳性。不少女性由于月经延迟来到妇科就诊，实际上最简单的确定是否怀孕的方式就是验孕棒。

可以在医院检查，但其实药房出售的验孕棒效果就很好。如果清晰地显现出阳性的话，就表示已经怀孕了，要尽早去妇产科就诊。

好处是

知道了结果就可以立刻采取行动

即便验孕棒检出阳性，也无法确认是否属于宫内孕，并不能排除宫外孕的可能。

一旦确认阳性，就要到妇产科就诊。尽早确认是否是正常的宫内怀孕。宫外孕如果不加以处置会导致输卵管破裂，造成大出血，非常危险。

69

要从始至终
佩戴避孕套

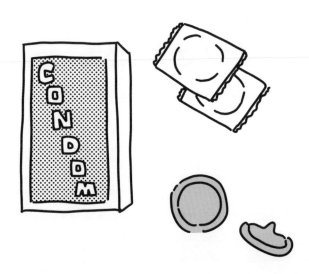

为什么？

黏膜间的接触会提升
患病风险

使用避孕套就不会直接发生黏膜间的接触，可以有效避免疾病传染。

在法国，小剂量的避孕药已经得以普及，但依旧会使用避孕套来预防传染病。

像衣原体感染、淋病等都是通过性传播的。黏膜间的接触会提升感染风险。另外，要从始至终戴好避孕套，不可以从中途开始使用。

好处是

使用避孕套也是一种
礼仪

使用避孕套也是一种礼仪，包含着对对方的关怀。也许会有女性认为避孕套应该是由男方在事前准备好的，自己从没有购买过。但是女性也是性行为的当事人。准备避孕套这件事与性别无关。

待双方关系稳定后，打算怀孕而不使用避孕套的时候，先去附近的诊所做一下身体检查，可以更加放心。

70

体外射精不是
避孕方法！

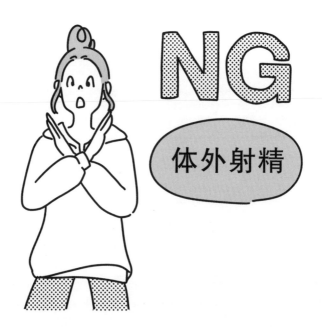

体外射精风险很大

实际上，人是很难控制射精的准确时机的。

没能及时抽出，或者没能控制住，甚至完全在阴道内完成射精，都会使精液流入阴道。

因为有时会在射精前就有少许的精液流出，所以即便自信地认为自己完全可以控制射精的时机，也是存在风险的。

好处是

采用避孕药等更加安全
有效的避孕方法

体外射精导致避孕失败率很高。日本产科学会的调查结果显示，20岁以下接受人工流产手术的患者中，有24.4%是由于体外射精导致的避孕失败。实际上，认为体外射精是一种避孕方式本身就是错误的。

而且体外射精完全依赖男性。但男女双方都是当事人，都要具有避孕意识。避孕这件事就不能完全托付给男方。女方可以通过服用避孕药，或使用子宫内避孕器具来做到切实有效的避孕。

71

担心避孕失败？赶快服用紧急避孕药！

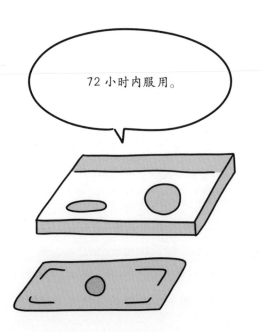

72 小时内服用。

为什么?

可以避免意外怀孕

避孕失败时就赶快去购买紧急避孕药吧。左炔诺孕酮是一种含有黄体激素的紧急避孕药。

避孕失败后72小时以内服用该药可以抑制或延迟排卵，而且可以使子宫内膜处于难以受孕的状态。

紧急避孕药的避孕成功率在85%以上，但并不是百分之百。所以如果月经没有按时来的话，还是需要用验孕棒检测一下。

好处是

尽早行动提升成功率

避孕失败后72小时以内服用左炔诺孕酮避孕，大概率可以成功。而且越早服用效果越好。没有怀孕需求却避孕失败，或是没有避孕时，要尽快去妇产科就诊。

左炔诺孕酮的副作用有恶心、头疼、异常出血等症状。服用后两小时内如果发生呕吐，有可能无法充分发挥药效，需要再次服用。如果确实担心，可以同时服用止吐药。

72

意外怀孕
要尽快去妇产科就医

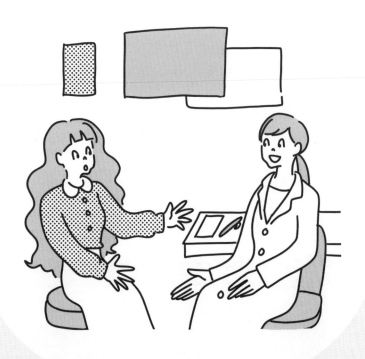

为什么？

要尽早做出决断

怀孕周数是从末次月经的第一天开始计算的。怀孕未满12周可以进行妊娠初期人工流产，孕中期人工流产要在怀孕22周以内。

如果没有生育意愿，尽早终止妊娠可以避免给身体增添过多的负担。

怀孕初期的人工流产手术一般可以即做即走，但中期人工流产手术则需要住院。

好处是

获得正确的信息

即使验孕棒检测结果为阳性，也不能确定其为子宫内怀孕，依然存在宫外孕的可能性。宫外孕有可能导致大出血而危及生命，一定要尽早就医。

尽早就医的另一个好处就是可以准确知晓目前是怀孕多少周，以及最晚在什么时候可以选择终止妊娠。一旦怀孕就无从逃避，但是请不要一个人独自烦恼，一定要去正规医院获取准确的信息。

73

积极接种
宫颈癌疫苗

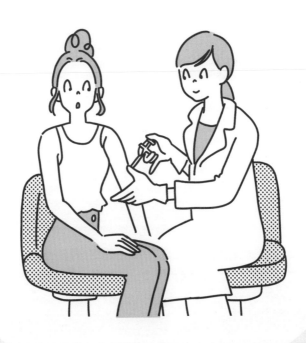

为什么？

有一种癌可以用疫苗来预防

只要有过性行为，就存在患宫颈癌的风险。目前已经确认，HPV病毒感染是宫颈癌的病因。

感染这种病毒后，依靠自己的免疫屏障有可能会将其排出体外。但是如果无法排出，并持续感染，就会引发宫颈癌。

宫颈癌会危及生命，但是可以用疫苗来预防。建议大家积极接种。

好处是

对有过性行为的人也同样有效

有些朋友认为自己已经有过性行为，现在接种疫苗已经没有意义了。实际上即便有过性行为，接种疫苗也可以预防今后在同其他伴侣进行性行为时发生的感染，还是建议大家接种。接种后并不会清除已经感染的HPV毒株，但导致宫颈癌的HPV毒株有很多种，还可以继续预防感染其他HPV病毒。

疫苗接种的效果并不是百分之百的，在接种后也要定期做宫颈癌筛查。

74

定期接受
妇科检查

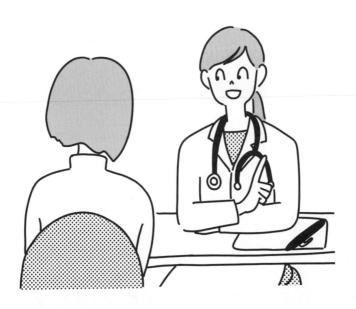

宫颈癌初期没有症状

一般的体检有可能不包括女性特有疾病的检查。因此为了尽早发现宫颈癌和乳腺癌这类女性特有疾病，就有必要定期接受专项的检查。

40岁以下年轻人患宫颈癌的风险也很高。但是在日本厚生劳动省的报告中我们看到，30岁以下女性只有25%接受过宫颈癌筛查。

大多数宫颈癌患者在患病初期没有症状，因此要尽可能做到早检查早发现。

好处是

保护子宫

宫颈癌发展后有可能需要摘除子宫并进行放疗或化疗。但是如果在早期发现，就可以通过手术治疗。为此，定期筛查就变得尤为重要。

在日本，20岁以上接受宫颈癌筛查以及40岁以上接受乳腺癌筛查的费用可以享受部分或全部报销。在接受宫颈癌筛查时一并接受性感染症检查和阴道超声检查，可以确定子宫和卵巢的状况，消除内心的顾虑。

性生活时可以察觉到的
子宫疾病

子宫内膜异位症是现代女性的特有疾病吗？

有些疾病的患病风险与月经次数有关。子宫内膜异位症就是代表性疾病之一。不知大家是否有所耳闻？

子宫内膜异位症是指子宫内膜组织出现在子宫以外的部位（子宫周围、卵巢、膀胱、直肠等处），并伴有月经般流血现象的疾病，也就是在子宫以外的部位出现月经一样的流血现象。

子宫以外的部位流血，血液没有渠道排出体外，就会出现瘀血并发生感染。

子宫内膜异位症的病情会随着每次月经到来而发展。

导致子宫内膜异位症的原因有很多种说法，一般认为与月经时经血逆流到腹腔有关，但遗憾的是目前还没有明确的答案。因此月经次数越多，患子宫内膜异位症的可能性就越大。

实际上，随着现代女性一生中月经总次数的增加，患子宫内膜异位症的病例数也在增多。而且患者的病情会在每次月经时进一步发展。

不要忍受性生活时的疼痛

子宫内膜异位症的代表性症状就是"疼痛"。尤其是如果痛经逐年严重，或者在经期以外时出现腰痛、下腹痛、排便痛、性交痛的话，就要尤其注意了。

由于性生活时疼痛查出疾病的案例并不少见。如果感到疼痛的话，不要一味地忍耐，请及时去妇科检查。

只要没有绝经，子宫内膜异位症就不会痊愈。病情发展后会导致贫血和不孕症，如果症状严重，请务必就医。可以通过中医疗法改善病情，或使用激素类药物抑制病情发展。

不要轻视性感染症！

性行为本身是没有任何问题的。但是大家需要注意的是性感染症。性感染症会导致子宫和输卵管疾病。放任不管会造成不孕症，必须引起重视。

代表性的性感染症有衣原体感染和淋病。年轻人更易感染这些疾病。其症状有白带增多、腹痛、发热等。但多数情况是无症状的。

有时会感染而不自知，如果出现令人担心的情况，可以去妇科检查，或是到保健所参加免费检查。

而且每当有了新的伴侣时都有必要检查一下。

避孕药是什么？缓解经期不适和解决皮肤问题的好朋友

避孕药中含有雌激素和黄体酮等激素，服用后可使卵巢和子宫进入休眠状态。除此之外，避孕药还具有很多对女性有益的功效。

在这里我会回答一些与避孕药相关的常见问题。

Q：避孕药会让人变胖吗？很担心血栓等副作用。

在低剂量避孕药出现以前，大家服用的是中剂量避孕药。这种避孕药中的雌激素含量较高，由此带来的副作用也比较严重。其中之一就是会使人变胖。但目前所使用的都是低剂量避孕药，所以就没有必要担心这个问题啦。

由于服用避孕药而出现血栓的可能性依然存在。但在日本的研究报告中可见，每一万名服药者中出现血栓的人数仅为1.11

人*，所以并不需要过度担心。

但是服用时仍然要留意是否出现腿部疼痛、肿胀以及胸痛等血栓症状。

Q：有哪些种类呢？

依据激素含量，避孕药可以分为三种类型。

①超低剂量避孕药

雌激素含量极低，主要用于治疗月经困难症，属于保险适用药。

②低剂量避孕药

主要用于避孕，也可用于治疗月经困难症。

③中剂量避孕药

雌激素含量比低剂量避孕药多。目前多用于调整月经时间。

Q：哪种避孕药更适合调理经前综合征和治疗痤疮？

一般短效避孕药一板21粒的激素含量都相同。而三相避孕药是指在服药周期中分为三个阶段，不同阶段所服药物中激素含量

*Sugihara K, et al., Thromboembolism as the adverse event of combined oral contraceptives in Japan. Thromb Res 2015 126；1110-1115（2）.

有所不同。

调理经前综合征和治疗痤疮更适合服用普通的短效避孕药。这种药中的激素量稳定，不易引起身体状况的变化。

而三相避孕药更接近人体自然的激素变化，摄入的激素量也随着不同的阶段发生变化，主要用于避孕。

Q：请告诉我有关长期服用避孕药的知识！

在日本，只有以治疗月经困难症为目的时才可以长期服用避孕药。这类药物一般分为两种类型，一种是最长可以连续服用120天，另一种最长可服用77天。

连续服用避孕药可以减少月经次数，从而降低月经前后出现不适症状的频率。

结语 提升对于女性身体的认同感

在近100年间，围绕女性的健康问题发生了巨大的变化。

每个月都会光临的月经让工作和生活都倍感压力。

繁忙的日子让我们无暇去思考自己的"性别"和"身体"。觉得月经很烦，就一直逃避正视自己的身体。实际上"月经"并不肮脏，只不过是一种生理现象。

它与排便、发困、打哈欠一样，是我们身体的正常生理现象。但同时也是个麻烦的事情，会有妇科领域特有的健康问题，有些人还会因此感到不适。

在门诊接待过的患者中，有些人认为痛经是所有人都会遭遇的事情，忍一下就过去了。但最后由于疼痛晕倒在上班路上，被救护车送到了医院。

实际上，经期症状的轻重，以及月经周期带来的身体上的变化都存在很大的个体差异。

虽然月经前后会有疲惫感，但是我们不应该为此厌恶月经，并任由激素的变化肆意操控我们的身体。

这种时候更要让自己充分休息，但是也要勇于直面自己的身体，并主动地去控制它。

与以往相比，现在人们的营养状态大幅提升，初潮年龄提前，每个女性一生中的生育次数也在下降。因此患子宫内膜异位症或子宫体恶性肿瘤等妇科特有疾病的人增多了。

随着医疗的进步，以前很少见的低剂量避孕药也纳入健康保险，变得唾手可得。而且以前的避孕药多是以"每个月按时来月经"为目的，但现在却出现了用于"减少月经次数"的用法。包括我自己在内，身边有很多妇产科医生和护士都在充分利用避孕药的这些优点使自己的生活变得更为舒适。

我们每天都会在镜子前欣赏自己的容颜，保养、化妆。我们的子宫也同样是身体的一部分，观察、抚摸它并没有什么值得羞愧的。

衷心希望大家能够充分借助医疗的力量以及本书所介绍的好物，舒适地度过每一天，并享受身体带来的舒适感。

医生妈妈千惠子

插图 / OGA 装订 / 本书设计：坂川朱音（朱猫堂）

本文DTP：every think

校正：山崎春江

编辑：大井智水

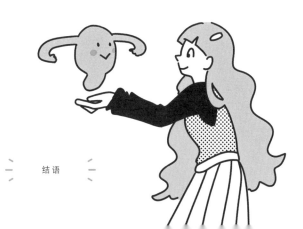

结语

SHIKYU NI IIKOTO TAIZEN SANFUJINKA GA OSHIERU, OTONA JOSHI NO SELF CARE
© mama Dr. Chieko 2022
First published in Japan in 2022 by KADOKAWA CORPORATION, Tokyo. Simplified Chinese translation rights arranged with KADOKAWA CORPORATION, Tokyo through Shinwon Agency Co., Seoul.

© 2024，辽宁科学技术出版社。

著作权合同登记号：第 06-2023-141 号。

图书在版编目（CIP）数据

子宫保养大全 /（日）千惠子著；梁国威译 . —沈阳：辽宁科学技术出版社，2024.7

ISBN 978-7-5591-3314-4

Ⅰ . ①子… Ⅱ . ①千… ②梁… Ⅲ . ①子宫—保健—基本知识 Ⅳ . ① R711.74

中国国家版本馆 CIP 数据核字（2023）第 217018 号

出版发行：辽宁科学技术出版社
　　　　　（地址：沈阳市和平区十一纬路 25 号　邮编：110003）
印 刷 者：沈阳丰泽彩色包装印刷有限公司
经 销 者：各地新华书店
幅面尺寸：145mm×210mm
印　　张：6.5
字　　数：250 千字
出版时间：2024 年 7 月第 1 版
印刷时间：2024 年 7 月第 1 次印刷
责任编辑：朴海玉
版式设计：袁　舒
封面设计：周　洁
责任校对：韩欣桐

书　　号：ISBN 978-7-5591-3314-4
定　　价：58.00 元

联系电话：024-23284367
邮购热线：024-23284502